GTB

Gütersloher Taschenbücher

947

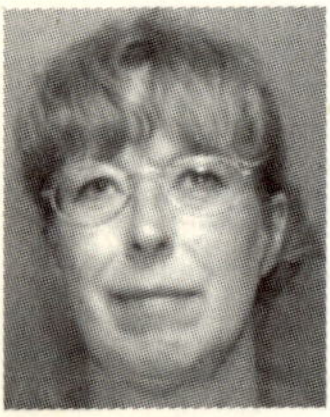

Edeltraud Antonczyk

geb. 1947, war Krankenschwester in unterschiedlichen Fachbereichen, lange Zeit Gemeindeschwester, Gründungsmitglied eines Hospizvereins, seit 2000 stellvertretende Geschäftsführerin des Franziskus Hospizes, Hochdahl.

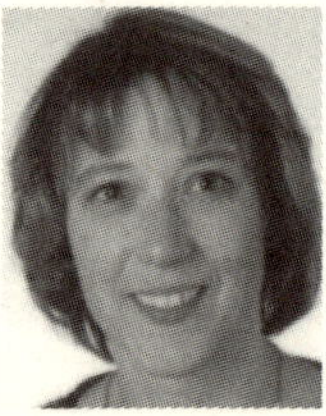

Christiane Dommach

geboren 1962, Krankenschwester, ist seit 1999 Leiterin des stationären Bereiches des Franziskus Hospizes in Hochdahl.

Edeltraud Antonczyk
Christiane Dommach

Was ich bei der **Begleitung kranker und sterbender Menschen** wissen muss

Gütersloher Verlagshaus

Originalausgabe

Bibliografische Information Der Deutschen Bibliothek
Die Deutsche Biblithek verzeichnet diese Publikation in der Deutschen Nationalbibliografie; detaillierte bibliografische Daten sind im Internet über http://dnb.ddb.de abrufbar.

ISBN 3-579-00947-8

Umschlaggestaltung: Init GmbH, Bielefeld
Satz: Katja Rediske, Landesbergen
Druck und Bindung: Elsnerdruck, Berlin
Printed in Germany

www.gtvh.de

Inhalt

Liebe Leserin, lieber Leser,

Sie haben dieses Buch zur Hand genommen. Das kann unterschiedliche Gründe haben. Vielleicht tragen Sie sich mit dem Gedanken, in die Alten- und Krankenpflege oder in die Hospizarbeit einzusteigen und suchen sachliches Hintergrundwissen. Vielleicht ist dieses Thema für Sie aber auch sehr emotional. Vielleicht ist einer/eine Ihrer Angehörigen plötzlich krank geworden, und Sie sind somit persönlich betroffen.

Wir sind seit vielen Jahren in der professionellen Pflege tätig und sowohl mit der Arbeit im Hospiz vertraut als auch mit der ambulanten Pflege. In dieser Zeit haben wir die große Bereitschaft der Menschen kennen gelernt, einen Angehörigen/eine Angehörige zu Hause zu pflegen. Das ist ermutigend. Wir sehen jedoch auch das Bedürfnis nach Information und Unterstützung. Auf dieses Bedürfnis möchten wir mit unserem Buch eingehen.

Pflegebedürftig zu werden ist zunächst einmal ein Schock: sowohl für den Betroffenen/die Betroffene als auch für die ihm/ihr Nahestehenden. Wer möchte nicht gern selbstständig sein und seinen Alltag allein meistern können? Es ist schwer, zugeben zu müssen, dass man bestimmte Dinge nicht mehr selbst erledigen kann und Unterstützung benötigt. Wenn deutlich wird, dass eine Krankheit nicht mehr geheilt werden kann, sondern vermutlich den letzten Lebensabschnitt bestimmen wird, tauchen Ängste auf: die Angst vor den Schmerzen, die Angst vor dem Tod und auch die Angst vor der Hilfsbedürftigkeit.

Die meisten Menschen wünschen sich ein schnelles Ableben, um anderen nicht zur Last zu fallen. Aber was können wir tun, wenn das Leben anders verläuft? Wenn ein Familienmitglied krank wird und einen langen Leidensweg gehen muss? Wo finden Kranke und Angehörige praktische und emotionale Unterstützung?

Aus unserem beruflichen Alltag wissen wir, dass Menschen mit der Situation der Pflegebedürftigkeit oft überrascht werden, weil sie die ersten Anzeichen nicht bemerkt haben oder nicht wahrhaben wollten. Ist es schließlich offensichtlich, dass die Person in alltäglichen Dingen auf Hilfe angewiesen ist, wird die Familie mit Fragen und Problemen konfrontiert: Kann ich etwas tun, wenn ich einen Hilfebedarf erkenne, aber mein Gegenüber wenig Einsicht zeigt? Darf ich Nein sagen, wenn mein Angehöriger/meine Angehörige ausschließlich von mir gepflegt werden will? Was wird aus Versprechen, die man sich zu ›guten Zeiten‹ gegeben hat?

Mit diesem Buch möchten wir Ihnen einige Möglichkeiten zur Pflege und Begleitung kranker und sterbender Menschen zeigen und immer wieder auftretende Fragen beantworten.

Wir wünschen Ihnen Kraft für die Herausforderung, einen Angehörigen/eine Angehörige zu pflegen und bis zuletzt zu begleiten. Wir möchten Ihnen aber auch Mut machen, auf Ihre eigenen Grenzen zu achten und geeignete Hilfsangebote in Anspruch zu nehmen.

Unser besonderer Dank gilt Ida Lamp, Seelsorgerin im Franziskus-Hospiz Hochdahl, die uns dazu anregte, unsere jahrelangen Erfahrungen und unser Fachwissen in einem Buch zusammenzutragen.

Im Herbst 2002

Edeltraud Antonczyk *Christiane Dommach*

Um der besseren Lesbarkeit willen haben wir uns entschieden, im weiteren Verlauf des Buches nur noch die maskuline Form zu verwenden. Selbstverständlich meinen wir damit männliche und weibliche Kranke und Angehörige gleichermaßen.

Edeltraud Antonczyk

Welche **Hilfsangebote** gibt es?

Sehr oft habe ich den Satz gehört: »Meine Mutter, mein Vater, Sohn, Tochter, Lebenspartner/in ist seit einiger Zeit krank. Verschiedene Therapien mit wiederkehrenden Krankenhausaufenthalten haben das Leben in den vergangenen Wochen oder Monaten bestimmt. Man ging zu Besuch, und alles war »normal« bis zu dem Tag, an dem der Arzt sagte: ›Wir können hier nichts mehr für Sie tun.‹ Die Entlassung aus dem Krankenhaus steht kurz bevor.«

Das Krankenhaus sieht sein Ziel in der Heilung einer Erkrankung. Dazu ist Diagnostik und Therapie erforderlich. Sind diesem Ziel aufgrund des Verlaufes und der Schwere der Erkrankung Grenzen gesetzt, wird eine andere Art der Weiterversorgung angestrebt. Ist eine Entlassung terminiert, sollten die Vorbereitungen hierzu bereits im Krankenhaus getroffen werden. Der Hilfebedarf Kranker muss ermittelt werden, d. h. welche Aktivitäten des Alltags können selbst wahrgenommen werden und welche nicht? Daraus lässt sich ableiten, durch wen, wann und welche Hilfe erbracht werden muss. Sehr hilfreich ist es, wenn Kranke selbst ihren Bedarf formulieren. Hierbei kann man sich gut an den Aktivitäten des täglichen Lebens orientieren.

Hausarzt

Ein wichtiger Ansprechpartner ist der Hausarzt. Er muss bei der Pflege zu Hause in viele Dinge eingebunden werden. Nach einem Krankenhausaufenthalt stellt er die Rezepte für notwendige Medikamente und die Verordnung für den Pflegedienst aus. Er setzt eine eventuelle Nachbehandlung um und führt gegebenenfalls eine Schmerztherapie durch. In der Begleitung kranker und sterbender Menschen ist er eine Vertrauensperson.

Schmerztherapeut/Schmerzambulanz

Wenn bei Erkrankungen, die mit starken Schmerzen einhergehen, dem Hausarzt die verschiedenen Möglichkeiten der Schmerztherapie nicht vertraut sind, helfen niedergelassene Schmerztherapeuten und Schmerzambulanzen. Die Behandlung bei einem Schmerztherapeuten erfolgt mit der Krankenkassenkarte. Für die Behandlung in der Schmerzambulanz eines Krankenhauses ist eine Überweisung des Hausarztes erforderlich.

Adressen in Ihrer Nähe vermitteln die Krankenkassen und kassenärztliche Vereinigungen, auch Hospizdienste können hier behilflich sein.

Pflegebüro

Informationen über das Angebot vorhandener Pflegedienste und anderer Unterstützungsangebote erhalten Sie beim örtlichen Pflegebüro, das über die Stadt-/Gemeindeverwaltung zu erreichen ist. Pflegebüros halten Verzeichnisse aller in der zugehörigen Region vorhandenen Hilfsangebote zu Pflegethemen bereit und bieten allgemeine Beratung an. Sie sind unabhängige Stellen und keinem Dienst verpflichtet.

Pflegebüros beraten ebenfalls zu Erfordernissen bei der Umgestaltung der Wohnung. Die Beratung schließt sowohl die verschiedenen Finanzierungsmöglichkeiten als auch Unterstützung bei der Abwicklung von Formalitäten ein:

– Wer bezahlt die Pflegeleistung?
– Welches Amt/welche Behörde ist zuständig?
– Wo stelle ich welchen Antrag?

Die Beratung ist unverbindlich und kostenlos und wird auf Wunsch auch zu Hause durchgeführt.

Pflegedienst

Pflegedienste sind Dienstleistungsunternehmen im Gesundheitswesen, haben Versorgungsverträge mit den Kranken- und Pflegekassen und rechnen direkt mit den Kostenträgern ab. Träger der Pflegedienste sind: Caritas, Diakonie, Arbeiterwohlfahrt, Johanniter, Malteser, Deutscher Paritätischer Wohlfahrtsverband und Privatpersonen.

Inzwischen gibt es spezialisierte Dienste, die sich besonderen Zielgruppen zuwenden:

– Pflege für psychisch Kranke
– Pflege für Menschen mit »parenteraler (in die Vene laufende) Ernährung«
– Ambulanter Palliative Dienst (Lindernde Maßnahmen bei Schwerkranken und Sterbenden)
– Onkologische Pflege (Pflege von Krebskranken)
– Allgemeine Alten- und Krankenpflege

Leistungen der Pflegedienste bei Einstufung in eine Pflegestufe:

– Beratung und Ermittlung des Hilfebedarfs
– Anleitung und Hilfestellung bei der Körperpflege
– Durchführung der Körperpflege
– Blasentraining
– Toilettengänge
– Anlegen von Schutzhosen (bei Blasen- und Darmschwäche)

- Lagerung/Bewegung zur Vermeidung von Druckstellen
- Hilfe beim Aufstehen und Zubettgehen
- Hilfe beim An- und Auskleiden
- Hilfe beim Gehen, beim Bewegen innerhalb der Wohnung und beim Treppensteigen
- Hauswirtschaftliche Versorgung (Hilfe bei der Zubereitung der Mahlzeiten und beim Essen)
- Beratungsbesuche im Sinne des Pflegeversicherungsgesetzes: Überprüfung der augenblicklichen Pflegesituation, gegebenenfalls Beratung über Pflegehilfsmittel oder ergänzende Therapien, Anregung zur Beantragung einer Höherstufung, Bestätigung der Leistung der Pflegeperson, Anleitung bei Pflegeverrichtungen
- Beratung und Vermittlung zu ergänzenden Diensten (Hausnotruf, Essen auf Rädern, Hospizdienste, Gemeindepfarrer)
- Vermittlung an Tagespflege (Adressen, evtl. Kontaktaufnahme)
- Beratung zu Pflegehilfsmitteln (Gehhilfen, Rollstühle, besondere Matratzen, Krankenbetten, Badewannenlifter, Treppensteiger u. a.)
- Beratung zu möglicher Physiotherapie (Krankengymnastik, Atemtherapie, Ergotherapie zur Erhaltung der bestehenden Fähigkeiten)
- Anleitung Angehöriger (Hilfe zur Selbsthilfe)

Leistungen, die ärztlich verordnet sein müssen und von der Krankenkasse bezahlt werden:

- Wundverbände
- Verabreichen von Spritzen
- Verabreichen und Überwachen der Einnahme von Medikamenten (bei zeitlich nicht orientierten Personen)
- Überwachen der Schmerztherapie und Symptomkontrolle (Begleiterscheinungen)
- Überwachen parenteraler Ernährung (über die Vene)
- Anleiten und Überwachen von enteraler Ernährung (über eine durch die Bauchdecke gelegte Magensonde)

- Legen eines Blasenverweilkatheters
- Versorgen eines künstlichen Darmausganges
  (Schutzplatten- und Beutelwechsel)
- Versorgen eines künstlichen Blasenausganges
  (Schutzplatten- und Beutelwechsel)

Jeder Pflegebedürftige kann sich seinen Pflegedienst selbst aussuchen.

Es gibt Pflegedienste, die neben Pflegeberatung auch Sozialberatung anbieten, u.a. Beratung zur Befreiung von Rezeptgebühren sowie Beratung und Hilfe bei der Antragstellung zur ergänzenden Sozialhilfe (falls das Pflegegeld nicht ausreicht).

Tagespflege

Bei Berufstätigkeit pflegender Angehöriger kann die Tagespflege (Zielgruppe: Menschen ab 65 mit Alterserkrankungen) das Leben in den eigenen vier Wänden erhalten helfen. Ein strukturierter Tagesablauf bietet ein Geländer mit verschiedenen kreativen Angeboten, gemeinsames Erleben beugt der Isolation vor. Eine stationäre Unterbringung kann vermieden oder hinausgezögert werden. Angehörige erfahren Entlastung, indem sie Zeit für sich gewinnen und sich Kraftquellen erschließen können. Oft wird sogar ein Fahrdienst angeboten.

Nachtpflege

Besonders alte Menschen leiden häufig unter einem gestörten Tag-/Nachtrhythmus. Wer kann schon als pflegender Angehöriger die Nacht zum Tag machen, besonders dann, wenn noch andere Familienmitglieder tagsüber versorgt werden müssen? Einige Altenheime bieten Nachtpflege an. Ob und wann Nachtpflege notwendig und sinnvoll ist, sollte mit dem Hausarzt und möglichen Pflegeeinrichtungen geklärt werden.

Kurzzeitpflege

Jeder pflegende Angehörige, Freund oder Nachbar – vielleicht auch jemand, der gepflegt wird – braucht Ferien. Zur Sicherstellung der »Rund-um-Versorgung« gibt es Pflegeheime, die »Kurzzeitpflege« anbieten. Das bedeutet Pflege für maximal vier Wochen.

Betreutes Wohnen

Alleinlebende, die selbstbestimmt leben wollen, aber für »Notfälle« Sicherheit brauchen, können sich an Anbieter für »Betreutes Wohnen« wenden (z. B. Caritas, Diakonie, Städte und Gemeinden; Zielgruppe: Menschen ab 65).

Altenheime

Eine »Rund-um-Versorgung« bieten Altenheime. Hier können je nach Träger der Einrichtung verschiedene Dienste zu unterschiedlichen Preisen »eingekauft« werden. Sitze und Träger der Altenheime erfahren Sie in Ihrem zuständigen Pflegebüro.

Hospize

Hospize bieten Menschen mit einer nicht heilbaren, fortgeschrittenen und weiter fortschreitenden Erkrankung, die mit verschiedenen belastenden Begleiterscheinungen einhergeht, Sterbenden und ihnen Nahestehenden Pflege und Begleitung zu Hause, im Tageshospiz und im stationären Hospiz.

Ehrenamtliche

Grundsätzlich gilt: Ehrenamtliche leisten ihren Dienst ohne Bezahlung!

Ehrenamtliche bieten:

- Unterstützung bei der Erhaltung von Aktivitäten des täglichen Lebens wie Begleitung bei Arztbesuchen, Spaziergänge, vorlesen, zuhören, miteinander »aushalten«, da sein (gemeinsam schweigen, Sicherheit vermitteln)
- Kleine pflegerische Maßnahmen wie Hilfe bei der Nahrungsaufnahme, bei der Mobilisierung und bei der Lageveränderung
- Hilfe bei der Regelung der Patientenverfügung, Vorsorgevollmacht und Bestattung
- Entlastung der Angehörigen
- Auf Wunsch Begleitung der Hinterbliebenen

Die Häufigkeit der Einsätze liegt bei ein- bis zweimal wöchentlich je zwei bis vier Stunden. Es ist durchaus möglich, von zwei bis drei Ehrenamtlichen begleitet zu werden. Möglich ist auch, eine/n Begleiter/in für Kranke und eine/n Begleiter/in für Angehörige zu haben. Dies ist eine Sache der Absprache und je nach Bedürftigkeit der Betroffenen und der Kapazität der einzelnen Hospizdienste unterschiedlich.

Alle Hospizdienste haben ihre ehrenamtlichen Mitarbeiter auf den Dienst in der Schwerkranken- und Sterbebegleitung in Seminaren vorbereitet. Während der Einsätze werden Ehrenamtliche von der Einsatzleitung durch Gespräche (Supervision) und andere Fortbildungen begleitet. Darüber hinaus unterliegt alles Erlebte der Schweigepflicht.

Pflegekassen

bieten in Zusammenarbeit mit Pflegediensten für pflegende Angehörige »Kurse in häuslicher Pflege« an (Nachfrage bei der Krankenkasse).

Sozial-psychiatrische Ambulanz

Für Menschen, die aufgrund verschiedener Umstände (geistig-seelisch-körperlich) nicht in der Lage sind, ihr Leben zu Hause zu regeln, gibt es die »Sozial-psychiatrische Ambulanz«. MitarbeiterInnen dieser Dienste helfen bei der Tagesstrukturierung und können auf diesem Weg die eigene Kompetenz stärken und Sicherheit vermitteln. Eine stationäre Aufnahme kann vermieden werden.

Sanitätshäuser

Sanitätshäuser haben Verträge mit den Krankenkassen und bieten einen umfangreichen Dienstleistungsservice:

- Beratung zur künstlichen Ernährung und den entsprechenden Geräten sowie Kontakte zu geeigneten Pflegediensten
- Beratung und Beschaffung von Pflegehilfsmitteln (Gehhilfen, Toilettensitzerhöhung, Toilettenstühle, Rollstühle, besondere Matratzen zur Vermeidung von Wundliegen und zur Schmerzreduktion, Prothesen jeder Art, Geräte zur Sauerstoffzufuhr u. a.)
- Stomaberatung zu Material und Anwendung. Ein Stoma ist eine künstlich hergestellte Öffnung an einem Hohlorgan (Blase, Darm). Beratungsbesuche werden vorbereitend und begleitend im Krankenhaus oder/und zu Hause durchgeführt.

Wer übernimmt welche **Kosten**?

Gemeinsam haben Sie überlegt und entschieden, welche Unterstützung in der Begleitung und Pflege Sie in Anspruch nehmen möchten. Die meisten Menschen wünschen sich, in ihrer gewohnten Umgebung zu bleiben und so lange wie möglich im Kreise von vertrauten Personen zu leben.

Je nach Art und Fortschritt der Erkrankung kommt eine unbestimmt lange und unterschiedlich intensive Zeit auf Sie zu, die auch eine Veränderung der Lebensumstände mit sich bringen kann. Da die Pflege im häuslichen Bereich in den meisten Fällen von weiblichen Angehörigen übernommen wird, bedeutet es gerade für sie einschneidende Veränderungen, vielleicht sogar, aus der Berufstätigkeit auszuscheiden oder diese zu reduzieren.

In diesem Fall ist es wichtig zu wissen, wo, wie und unter welchen Bedingungen Ihre Familie finanzielle Unterstützung erhält. Eine umfassende Beratung erhalten Sie direkt bei der Kranken- und Pflegekasse des Versicherten.

WANN HABEN KRANKE ANSPRUCH AUF PFLEGEGELD UND WIE WIRD ES BEANTRAGT?

Anspruch auf Pflegegeld hat der Erkrankte, wenn Einschränkungen bei den Verrichtungen des Alltags auftreten, und zwar in den Bereichen Körperpflege (Waschen, Duschen, Zahnpflege, Kämmen, Rasieren, Darm- und Blasenentleerung), Ernährung (mundgerechte Nahrungszubereitung, Aufnahme der Nahrung), Mobilität (Aufstehen und Zubettgehen, An- und Auskleiden, Gehen, Stehen, Treppen steigen, Verlassen und Wiederaufsuchen der Wohnung) und hauswirtschaftliche Versorgung (Einkaufen, Kochen, Reinigen der Wohnung, Spülen, Wechsel und Waschen der Wäsche und Kleidung, Beheizen). Es müssen mindestens einmal täglich wenigstens zwei Aktivitäten der Unterstützung bedürfen. Der zeitliche Aufwand wird genau bemessen und in Minuten festgelegt. Er muss mindestens 90 Minuten pro Tag betragen, davon mindestens 45 Minuten für Pflegeverrichtungen.

Die Form der Hilfe wird unterschieden in Unterstützung, Übernahme und Anleitung oder Beaufsichtigung. Mit dieser Unterteilung steht immer die *aktivierende Pflege* an erster Stelle, d.h. Ziel ist es, dass der Erkrankte so lange wie möglich die Aktivitäten selbstständig ausführen kann. Besonders die Anleitung und Beaufsichtigung kann ein wichtiger Faktor in der Beurteilung der Pflegestufe sein, wenn der Erkrankte zwar noch in der Lage ist, Bewegungsabläufe durchzuführen, aber aufgrund einer veränderten Wahrnehmung, z.B. bei einem Hirntumor oder bei verminderter Hirnleistung wie bei dementiellen Erkrankungen, nicht mehr in der Lage ist, Zusammenhänge zu erkennen und so eine Eigen- oder Fremdgefährdung besteht (z. B. bei der Rasur).

Die Pflegebedürftigkeit wird im Paragraph 14 des Sozialgesetzbuches XI (Pflegeversicherungsgesetz) festgelegt. Sie muss voraussichtlich mindestens sechs Monate andauern, um Anspruch auf Pflegegeld geltend zu machen. Anspruch auf Pflegegeld bekunden Sie, indem Sie einen Antrag bei der Pflegekasse des Erkrankten stellen. Die Pflegekasse ist immer der Krankenkasse angegliedert. Voraussetzung, um diesen Antrag stellen zu können, ist, dass gemäß gesetzlichen Bestimmungen eine gewisse Zeit in die Pflegekasse eingezahlt wurde. Der Betroffene muss in den letzten zehn Jahren vor Antragstellung mindestens fünf Jahre in die Pflegekasse eingezahlt haben.

Welche Pflegestufen gibt es und wer entscheidet über die Einstufung?

Es gibt drei Pflegestufen und die Härtefallregelung, die sich nach dem jeweiligen Ausmaß der Pflegebedürftigkeit richten. Pro Pflegestufe sind der genaue Hilfebedarf und der jeweilige Zeitaufwand festgelegt. Die Entscheidung über die Pflegestufe trifft die Pflegekasse. Diese legt aufgrund eines Gutachtens, welches durch einen Arzt oder eine Pflegekraft des Medizinischen Dienstes (MDK) erstellt wird, die Pflegestufe fest. Der Medizinische Dienst kündigt seinen Besuch an. Es ist wichtig, dass Sie als pflegende Angehörige auf diesen Besuch vorbereitet sind und Ihre Tätigkeiten, den Hilfebedarf sowie Ihren Zeitaufwand genau beschreiben können. Als Erleichterung zur Dokumentation erhalten Sie bei der Kranken- und Pflegekasse ein Pflegetagebuch. Hier sind die zu berücksichtigenden Tätigkeiten aufgelistet. Notieren Sie über einen gewissen Zeitraum genau die Minuten in den entsprechenden Feldern, die Sie für die jeweilige Hilfestellung, die Ausführung der Pflegeverrichtung oder deren Anleitung benötigen. Verändert sich im Verlauf der Erkrankung der Pflegebedarf, so stellen Sie einen Antrag auf Höherstufung bei der Pflegekasse.

Wie hoch sind die Leistungen und wie können diese aufgeteilt werden?

Bei der Inanspruchnahme der Leistung unterscheidet man drei Möglichkeiten.

Erfolgt die Betreuung durch Sie als Angehörige, Familie Freunde oder Nachbarn, so erhält der Erkrankte Unterstützung durch ein monatliches *Pflegegeld.* Mit dieser Möglichkeit, der sogenannten Geldleistung, stellt der Pflegebedürftige seine Pflege selbst sicher. Sie beträgt derzeit bei Pflegestufe I 205,– Euro pro

Monat, bei Pflegestufe II 410,– Euro pro Monat und bei Pflegestufe III 665,– Euro pro Monat.

Vor einer Entscheidung empfiehlt sich eine genaue Prüfung, was benötigt wird, wer hierfür zur Verfügung stehen könnte und wie dessen Fähigkeiten und zeitliche Kapazitäten aussehen.

Falls Sie merken, dass Ihr soziales Umfeld nicht so groß ist, dass der Pflegeaufwand abgedeckt werden könnte, die Intensität der Pflege so schwerwiegend ist oder im Verlauf der Erkrankung zunimmt, so steht Ihnen die Inanspruchnahme von professionellen Pflegekräften durch einen ambulanten Pflegedienst Ihrer Wahl zur Verfügung. Dieser Einsatz von professionellen Pflegekräften wird als *Sachleistung* verstanden. Der Pflegedienst rechnet dann seine Leistungen direkt mit der Pflegekasse ab. Die Sachleistungen betragen derzeit bei Pflegestufe I bis 384,– Euro pro Monat, bei Pflegestufe II bis 921,– Euro pro Monat, bei Pflegestufe III bis 1432,– Euro pro Monat und bei Härtefällen bis 1918,– Euro pro Monat.

Möglich ist auch eine Kombinationsleistung aus Sachleistung und Pflegegeld. Diese können Sie in Anspruch nehmen, wenn die Pflege grundsätzlich von Ihnen als Angehörige geschieht, Sie aber bestimmte Pflegeverrichtungen nicht leisten können. Bei dieser Möglichkeit rechnet die Pflegekasse direkt mit dem Pflegedienst ab. Nehmen Sie die Sachleistung nicht in voller Höhe in Anspruch, kann gleichzeitig ein entsprechend um die schon beanspruchte Prozentzahl der Sachleistung gemindertes Pflegegeld beansprucht werden.

Die Leistungen der häuslichen Pflege werden durch die Versorgung mit Pflegehilfsmitteln, soweit sie nicht von der Krankenversicherung oder anderen Leistungsträgern finanziert sind, und um technische Hilfsmittel zur Erleichterung der Pflege wie Pflegebetten und Lifter ergänzt.

Eine zusätzliche *Betreuungsleistung* für altersverwirrte, geistig behinderte, psychisch Kranke und Pflegebedürftige mit erheblichem allgemeinen Pflege- und Betreuungsbedarf erfolgt seit 01.01.02 über das Pflegeleistungsergänzungsgesetz. Diese Sonderleistung ist ins Pflegeversicherungsgesetz eingegliedert, so dass sie einen Anspruch auf die Leistung bei der Kranken- und Pflegekasse geltend machen können. Es werden 460,– Euro pro Jahr gezahlt, die zur Betreuung des Kranken verwendet werden können, z. B. für Tagespflege.

Wie sieht die Finanzierung von teil- oder vollstationärer Pflege oder eines Hospizplatzes aus?

Die *teilstationäre Pflege*, z. B. Tagespflege, ist eine Sachleistung, die nach der festgelegten Pflegestufe vergütet wird. Es kann also sein, dass das Pflegegeld nur für einige Tage des Monats reicht und der Rest selbst oder über ergänzende Möglichkeiten aufgebracht werden muss.

Für die *vollstationäre Unterbringung* in einem Pflegeheim gelten dieselben Pflegestufen wie für den häuslichen Bereich. Die Finanzierung teilt sich in Pflegegeld, Unterkunft und Verpflegung sowie in Investitionskosten, z. B. Kosten für das Gebäude. Die Pflegekasse zahlt einen festen Betrag für den Pflegesatz, beteiligt sich jedoch nicht an Unterkunft, Verpflegung und den Investitionskosten. Diese gehen zu Lasten des Bewohners. Der Eigenanteil kann gegebenenfalls vom Sozialhilfeträger (Sozialamt) übernommen werden, wenn der Bewohner nicht in der Lage sein sollte, diesen selbst zu übernehmen.

Die Finanzierung eines *Hospizplatzes* ist dreigeteilt. Die Krankenkasse zahlt einen festen Betrag, die Pflegekasse je nach Pflegestufe, und den dritten Anteil muss der Bewohner bezahlen. Auch hier kann der Eigenanteil gegebenenfalls von Sozialhilfeträgern übernommen werden. Bei Ansprüchen an das Sozialamt werden Einkommens- und Vermögensverhältnisse der Betroffenen und naher Angehöriger (Ehepartner/Kinder) geprüft.

Genaue Zahlen erfragen Sie am besten direkt bei dem für Sie in Frage kommenden Hospiz, da der Tagessatz der Einrichtungen unterschiedlich hoch ist. Ausführliche Informationen zur Pflegeversicherung beziehen Sie beim Bundesministerium für Gesundheit (siehe Adressteil).

Je nach Krankheitsbild besteht die Möglichkeit zu einmaligen finanziellen Unterstützungen. Leidet Ihr Angehöriger z. B. an einer Krebserkrankung, so können Sie bei der Deutschen Krebshilfe eine solche beantragen. Bei an Aids Erkrankten ist die zuständige Stelle die Deutsche Aidsstiftung. Informationen und Unterstützung bei den Formalitäten bieten auch alle Aids-Beratungsstellen vor Ort.

Edeltraud Antonczyk

Was bedeuten **Verwirrtheit und Demenz?**

Verwirrtheit wird im Sprachgebrauch oft assoziiert mit verrückt werden, nicht normal sein. Sie wird der Demenz zugeordnet, was nicht zutreffend ist. Durch die sich aus dem Sprachgebrauch ergebende Stigmatisierung wird Verwirrtheit häufig vertuscht, verschleiert, ist peinlich (»Ich bin doch nicht verrückt.«).

Verwirrtheit ist ein Zustand, der sich wieder zurückbilden kann und für den es verschiedene Ursachen geben kann:

- Hirntraumen, Schlaganfall, Medikamente, hohes Fieber (= körperliche Ursachen)
- Schwere Erkrankungen, z. B. Krebs, Depression (= psychische Ursachen)
- Wechsel der Bezugspersonen, plötzlicher Milieuwechsel wie Krankenhausaufenthalt, Umzug aus der gewohnten Umgebung, Einsamkeit, Isolation (= soziale Ursachen)

Nicht selten werden Menschen als verwirrt eingestuft, die aus anderen Gründen Informationen nicht aufnehmen können:

- die zu krank und zu schwach sind, um sich auf Gesagtes zu konzentrieren
- die nicht schnell genug reagieren
- die schwerhörig sind
- deren Sehfähigkeit eingeschränkt ist
- die Angst haben.

Hier hilft es, die wahrgenommene Angst anzusprechen, gemeinsam nach den Ursachen zu suchen, Vertrauen und einen Angstabbau zu erreichen.

Demenz ist ein nicht aufzuhaltender, fortschreitender Prozess. Es handelt sich um eine Hirnleistungsminderung. Der Abbau beginnt im Großhirn, das sehr empfindlich ist und wo die Verschaltung von Erfahrungen, Erinnerungen und Kreativität stattfindet.

Bei einer Hirnleistungsminderung bedeutet es für die betroffene Person Stress, wenn:

- Möbel verrückt werden. (»Wir machen es dir gemütlich, es soll praktischer sein.«)
- Dinge des täglichen Gebrauchs ständig wechselnde Plätze bekommen.
- Zu viele wechselnde Personen sie umgeben.
- Die Kleidung zu kompliziert ist. (viele Teile, viele Knöpfe oder Haken, komplizierte Handhabung)
- Es neue Gerüche in der vertrauten Umgebung gibt.

Veränderungen äußerer Bedingungen werden als Angriff auf die bisherigen Lebensgewohnheiten (welche im Großhirn gespeichert sind) erlebt. Reaktionen wie Verweigerung oder Aggressivität entstehen aus Unsicherheit und Angst, nicht um die Betreuungsperson zu ärgern.

Die Pflege Dementer ist eine zeitintensive Versorgung und erfordert emotionale Zuwendung und Nähe. Verwirrte und demente Menschen leben häufig in der Vergangenheit (Langzeitgedächtnis), vorzugsweise in der Blütezeit ihres Lebens. Einerseits kann dieses Probleme bereiten, wenn sie als »Chef« ihre »Mitarbeiter« zurechtweisen. Setzen Sie sanft Grenzen bei Übergriffen in Ton und Wortwahl! Andererseits ist dies aber auch eine Chance, im Gespräch und in gemeinsamen Aktivitäten Nähe zu erleben und Spaß zu haben. Fragen Sie nach, lassen Sie sich erzählen, schauen Sie gemeinsam Bilder an, lassen Sie frühere Hobbys wieder aufleben (Malen, Basteln, Musik hören...). Es gibt unendlich viele Möglichkeiten!

Gehen Sie auf gedankliche Äußerungen ein und bleiben Sie bei den Gedanken der Person. So können im Inneren bestehende Bilder den Weg nach außen finden und Emotionen frei werden. Machen Sie »ver-rückte« Bilder nicht lächerlich, und ignorieren Sie diese auch nicht. Sie sollten versuchen, diese »ver-rückten« Bilder »zurechtzurücken«, d. h. behutsam in Richtung Realität zu lenken.

Was können wir tun?

In der Begleitung der Schwerkranken und Sterbenden ist die Haltung der Begleiter ein entscheidendes Kriterium. Das Leben mit verwirrten Menschen fordert von allen, Angehörigen, Freunden und Pflegenden, Respekt vor der Person, Wahrnehmung, wie es der Person geht und Aushalten mit dem Leben. Alles, was mit Verwirrtheit und Demenz zu tun hat, sollte nicht moralisch bewertet werden. Nehmen Sie Kranke in ihren Empfindungen wie Ängsten und Schmerz (seelisch – geistig, körperlich und auch sozial) ernst. Auch Menschen, die verwirrt sind oder an Demenz leiden, nehmen wahr, ob sie mit Respekt und Achtung behandelt werden. Sie drücken dies durch Mimik (Lächeln), Worte, Gesten (Umarmung, Händedruck) und Zuwendung (Freude bei der nächsten Begrüßung) aus. Solche Zeichen sind der Lohn für die Begleiter, der ihnen neue Kraft gibt und ihnen zeigt, dass sie auf dem richtigen Weg sind.

Edeltraud Antonczyk / Christiane Dommach

Wie sieht der **Alltag** mit einem pflegebedürftigen Angehörigen aus?

Der Alltag ist geprägt vom Alltag: Der Pflegende geht dem Beruf nach, weil der Lebensunterhalt gesichert sein muss. Die Kinder gehen zur Schule, zum Sport, brauchen Aufmerksamkeit. Der ganz normale Haushalt mit Waschen, Putzen, Einkaufen ist zu erledigen. Kommt der Rest der Familie nach Hause, soll das Essen auf dem Tisch stehen. Das alles sind ganz normale Bedürfnisse. Wie gelingt nun der Spagat, einen Alltag zu bewältigen und einen Angehörigen bis zum Tod zu begleiten und den Prozess des Abschiednehmens in das eigene Leben zu integrieren?

Es ist wichtig, vor Beginn einer Pflege zu Hause den Familienrat einzuberufen und gemeinsam die Wertigkeiten und Wichtigkeiten jedes Einzelnen »auf den Tisch« zu legen. Jeder möchte und braucht Verständnis für seine Belange. Wenn die Berufstätigkeit eine häusliche Pflege zulässt, bleibt noch die Frage nach der inneren Bereitschaft. Je nach den Erfahrungen, die Menschen miteinander gemacht haben, wird sich auch das weitere Leben gestalten. Die persönlichen Bindungen sind unterschiedlich und können nicht erzwungen werden. Jedoch bieten Grenzsituationen auch die Chance des erneuten Zusammenwachsens. Dies gilt es zu prüfen und abzuwägen, bevor eine Pflege begonnen wird.

Um Entscheidungen treffen zu können, ist es notwendig, über die Erkrankung und deren erfahrungsgemäß zu erwartenden Verlauf informiert zu sein. Immer wieder begegnen uns Menschen, die sich nicht gut informiert fühlen. Haben Sie Mut, Fragen zu stellen! Manchmal gehört wirklich Mut dazu (»Eigentlich will ich ja gar nicht *alles* wissen!«). Gespräche in Krisensituationen versetzen in Aufregung und Unsicherheit (»Wir fühlen uns ausgeliefert, bedroht, sind nicht mehr Herr über das, was kommt.«) Schreiben Sie alle Fragen auf und arbeiten Sie im Gespräch mit dem Arzt/der Ärztin und anderen Pflegenden diese Fragen ab. So stärken Sie Ihre Kompetenz, können vorausschauend planen und entsprechende Entscheidungen treffen. Man wird Sie als Gesprächspartner schätzen und Ihnen etwas »zutrauen« oder auch »zumuten«.

Verteilung der Aufgaben

Nichts ist schlimmer, als wenn eine Person für alles zuständig ist – und das rund um die Uhr sieben Tage die Woche. Jeder der Beteiligten kann nach seinen zeitlichen Möglichkeiten und persönlichen Fähigkeiten »eingeteilt« werden. Es ist sehr von Vorteil, wenn eine Person die Fäden der Organisation in der Hand hat, Termine koordiniert und deren Einhaltung verfolgt. Klare Absprachen und gegenseitige Erlaubnisse zur Erinnerung erleichtern das gemeinsame Arbeiten.

Die Frage nach dem sozialen Netz taucht auf: Wer kann mit welchen Fähigkeiten auf welche Weise und zu welchen Zeiten einbezogen werden? Dies betrifft Kinder, junge Erwachsene, Freunde und Nachbarn gleichermaßen. Kindern und jungen Erwachsenen sollte man durchaus etwas zutrauen, und man kann ihnen auch etwas zumuten. Dem Entwicklungsstand angepasste Informationen schaffen Verständnis und erzeugen Hilfsbereitschaft. Kinder fühlen sich ernst genommen und einbezogen. Ein gemeinsames Erarbeiten der Möglichkeiten und Grenzen der Unterstützung trägt zu einem offenen Miteinander bei. Kranke sind sehr wohl in der Lage, sich über ihre Situation Gedanken zu machen. Die Beantwortung der Fragen, welche

Fantasien sie über ihr Leben mit der Erkrankung haben, welche Ideen sie bewegen, wenn sie darüber nachdenken, wer ihnen helfen könnte, geben Gelegenheit, Wünsche, Hoffnungen und Ängste zur Sprache zu bringen und mit der Realität leben zu lernen. Auch dürfen wir nicht vergessen, dass Schwerkranke und Sterbende, je nach Persönlichkeit, bis zuletzt Verantwortung für sich übernehmen möchten und dies oft auch können.

Wenn alle Beteiligten (Kranke und Nahestehende) sich über ihre Bereitschaft und ihren Auftrag klar geworden sind, ist der Grundstein für eine Pflege und Begleitung gelegt.

Vorschläge zur Organisation eines »Pflegeteams«

Berufstätige könnten sich am Wochenende einbringen, Ehepartner könnten sich als Hauptansprechpartner das Wochenende teilen, so dass jeder einmal Zeit für sich gewinnt. Besuch kann man zumuten, einen Kuchen zu backen oder eine Mahlzeit für alle mitzubringen. Menschen sind dankbar für einen Hinweis, wie sie etwas zum Gelingen eines Tages beitragen können, ohne zur Last zu fallen.

Vielleicht gibt es jemanden, der die Wäsche waschen möchte oder Einkäufe erledigt, Rezepte vom Arzt und Medikamente von der Apotheke holt, vielleicht die Reinigung der Wohnung anbietet, weil er für sich die Fähigkeit nicht sieht, einem Schwerkranken oder Sterbenden nahe zu sein.

Nehmen Sie ein solches Angebot ruhig an! So werden Kontakte aufrechterhalten, und es tut gut, mit den Problemen nicht allein zu sein. Ziehen Kranke und deren pflegende Angehörige sich zu sehr zurück, verlieren sie den Anschluss an die Normalität. Kranke wünschen sich, aus dem ganz normalen Leben, der Arbeit und der Schule, den Höhen und Tiefen anderer zu hören und daran teilhaben zu können.

Hilfsangebote werden nicht unbegrenzt gemacht. Man tut sich jedoch keinen Gefallen, wenn ein Angebot nur aus Gefälligkeit dem Anbieter gegenüber angenommen wird. Hier helfen nur klare Worte.

Im Alltag kann es sehr hilfreich sein, hin und wieder seine Arbeit im Rückblick anzuschauen, vielleicht mit einem Gesprächspartner, der gar nicht in die Pflege eingebunden ist. Die Bereitschaft, Wohlwollendes und Kritisches anzuhören und zu überdenken, kann aus einer vermeintlichen Sackgasse heraushelfen. Es taucht sicher immer einmal die quälende Frage auf: »Habe ich alles getan oder hätte ich noch mehr tun müssen oder können?« Wie gut tut da der Satz: »Du hast alles dir Mögliche getan.«

Achten Sie in dieser Zeit der Pflege und Begleitung auch auf sich selbst! Die Pflege allein ist es nicht, die Menschen mürbe macht. Es ist die permanente Zuständigkeit, die ständige Verantwortung, nicht abschalten zu können oder zu dürfen. Kleine Oasen in den Alltag zu integrieren, scheint pflegenden Angehörigen oft nicht lohnenswert. Den Satz: »Ich erhole mich, wenn alles vorbei ist«, habe ich viel zu oft gehört. Aber schon das tägliche Lesen der Tageszeitung, ein regelmäßiger Spaziergang, ein Friseurbesuch oder, oder, oder... können kleine Auszeiten sein, wenn Kranke eine Zeit des Tages allein sein können oder wenn in dieser Zeit eine andere Person ansprechbar ist.

Rituale

Eine feste Tagesstruktur ist für einen schwerkranken oder sterbenden Menschen nicht immer einzuhalten und auch nicht immer sinnvoll. Im Prozess der Erkrankung verändern sich Bedürfnisse und Gewohnheiten. Diese Veränderungen bewusst wahrzunehmen und entsprechend darauf zu reagieren, ist nicht immer ganz leicht. Es löst ein Wechselbad der Gefühle aus, wenn ein Sterbender heute noch große Pläne für die nächsten Monate macht und morgen vielleicht nicht in der Lage ist, alleine zu essen oder einfach nicht aufstehen möchte. Das, was heute noch gilt, kann morgen unwichtig sein.

Gemeinsame Rituale können jedoch helfen, den Tag auf eine leichte und flexible Weise zu strukturieren. Kleine Rituale wie ein tägliches Frühstück (auch wenn nur der Gesunde essen kann) oder ein Nachmittagskaffee zu einer festen Zeit geben Freude und Halt. Solche Ruhepunkte vermitteln Nähe und bieten Gelegenheit zum Gespräch, zum Zuhören, Vorlesen, Schweigen, vielleicht auch manchmal zum gemeinsamen Weinen. Oft habe ich die Äußerung gehört: »Wenn meine Frau nur schläft, dann bleibe ich nur kurz oder gehe gleich wieder.« oder »Sprechen kann sie nicht, was soll ich dann dort?« Aber selbst wenn ein Kranker bei den täglichen Ritualen schläft, ist dies kein Grund, das aufzugeben, denn er tut dies in dem Bewusstsein: Ich bin nicht allein. Vielen Menschen tut es gut, beim Aufwachen ein vertrautes Gesicht zu sehen. Für andere kann es allerdings auch unangenehm oder störend sein, sich im Schlaf beobachtet zu fühlen. Darüber sollten Sie mit dem Kranken sprechen.

Auf jeden Fall lohnt es sich, kleine Rituale in den Alltag einzubauen. Sie können helfen, einen besonderen Teil des Lebensweges gemeinsam zu schaffen, am Ende vielleicht mit der Gewissheit: »Es war eine gute, wertvolle Zeit, die niemand missen möchte. Wir sind daran gewachsen, jeder auf seine Weise, mancher in der Familie über sich selbst hinaus.«

Pflegenden Angehörigen wünsche ich den Mut und die Kraft, im Laufe der Zeit eine unabänderliche Lage zu akzeptieren und bei entsprechenden Impulsen durch den Kranken auch über das Sterben und den Tod zu sprechen.

Eine Situation wird durch ein »Nicht-wahr-haben-wollen« nicht verbessert. Der Umgang miteinander und die Kommunikation wird erheblich erschwert. Gegenseitige Gefühle wie Angst und Trauer finden keinen Raum, sondern werden aus vermeintlicher gegenseitiger Rücksichtnahme hinuntergeschluckt.

Die Frage stellt sich immer wieder: Wer will hier wen schützen und wovor? Gehören Ängste nicht zum Leben? Ängste sind normal!

Aus der Sicht der Kranken handelt es sich um die Angst:

- vor Verlust der Autonomie
- vor dem Verlust von Fähigkeiten
- vor dem Gefühl des Ausgeliefertseins
- vor den Gefühlen der Angehörigen
- vor dem Alleinsein
- vor Schmerzen
- davor, keine Luft zu bekommen
- vor dem Verlust des Lebens
- die Familie zurückzulassen
- vor der Frage, wie wird das Leben ohne mich weitergehen?
- vor dem Tod und der Frage, was kommt danach?

Aus der Sicht Nahestehender handelt es sich um die Angst:

- vor der Realität
- nichts oder nicht genug tun zu können
- nicht stark genug zu sein
- vor den eigenen Gefühlen und denen der Kranken
- vor dem Verlust eines lieben Menschen

- vor dem Weg des Sterbens
- vor dem letzten Atemzug und dem Tod
- vor dem Leichnam
- vor dem Alleinsein

Ängste miteinander zuzulassen und auszuhalten ist im Alltag eine Aufgabe für alle Beteiligten.

Ängste vor großen Schmerzen und Atemnot können genommen werden, indem Behandlungsmöglichkeiten aufgezeigt werden und so Sicherheit vermittelt wird.

Existenzängste bei Sterbenden stehen mal mehr, mal weniger im Vordergrund. Nicht jede Angst ist mit Medikamenten zu behandeln. Oft sind menschliche Zuwendung und Nähe der richtige Weg.

»Mit aushalten« kann sein: Mitgefühl zu zeigen, eine Umarmung, gemeinsames Weinen, nicht »klein« zu reden, zuzuhören. Führt Angst zu andauernder Schlaflosigkeit oder Unruhe, sollte der Arzt zu Rate gezogen werden.

Kranke sollten *nach ihrem Bedürfnis* informiert sein. Menschen wünschen sich in der Regel einen redlichen Umgang. Das bedeutet: Ich muss nicht alles sagen, was ich weiß, aber auf eine konkret gestellte Frage sollte ich eine wahrheitsgemäße Antwort geben.

Aus eigener Erfahrung, persönlich und beruflich, wissen wir, wie schwer dies oft fällt. Wir haben das Gefühl, den kranken Menschen schützen zu müssen, für alle auftretenden Probleme eine Lösung parat haben zu müssen. Wir und auch Angehörige werden Reaktionen auf die Lebenskrise wie Wut, Zorn, Abweisung und Apathie nicht verhindern können. Diese Gefühle und Reaktionen sind für Kranke oft erforderlich, um in dieser Lebenskrise existieren zu können (Schutzmechanismus).

Die Aufgabe der Begleiter liegt darin, diesen Reaktionen mit Respekt zu begegnen. Ein Teil der Würde des Sterbenden kann darin liegen, dass er vor dem Tod nicht »lieb«, »freundlich«, »harmonisch« und »friedvoll« ist. Wenn Sterbende ihre existentielle Not zum Ausdruck bringen, ist der Auftrag der Begleiter, diese Not zuzulassen und, soweit möglich, zu teilen.

Kommunikation

Kranke Menschen, deren verbale Kommunikation gestört ist, drücken sich über Mimik und Gestik aus. Auch eine kleine Schreibtafel kann nützlich sein. Klare Fragen (»Möchtest du Kaffee?«) verabredete Signale (z. B. ja => Augen schließen, nein => Kopfschütteln) sind hilfreich. Die Frage: »Möchtest du Kaffee *oder* Tee?« ist ungeeignet, weil sie nicht mit Ja oder Nein zu beantworten ist.

Manchmal hilft die Lieblingsmusik, um einen Menschen zu erreichen. Manchmal braucht es Körperkontakt, um ins Gespräch zu kommen. Berührung ist in der Pflege und Begleitung Schwerkranker und Sterbender eine Form der Kommunikation (taktile Kommunikation), ohne die es nicht geht. Bei der Körperpflege, wenn Angehörige anleiten, unterstützen oder die Körperpflege übernehmen müssen, entsteht intimer Körperkontakt. Die Haut als größtes Sinnesorgan und die Konfrontation mit den unter dem Fortschreiten der Erkrankung erkennbaren körperlichen Veränderungen machen einen bewussten Umgang mit dieser Situation erforderlich. Kranke fühlen (und sind es auch) sich nackt, schutzlos und ausgeliefert.

Wie bei vielen anderen Gelegenheiten ermöglicht und erfordert der Umgang in dieser Lebenslage einen behutsamen und respektvollen Umgang. Über Berührung erfahren und geben wir Zuwendung. So kann eine Einreibung Schmerzen lindern, Angst nehmen, Atemnot lindern und zum Einschlafen verhelfen.

Alle pflegerischen Tätigkeiten laufen über Berührung, und es erleichtert die Mitarbeit der Kranken, wenn Berührungen mit Worten begleitet werden. Zum Bewegen auf die andere Körperseite ist bei großer Schwäche Unterstützung einer Hilfsperson nötig. Die Berührung, die nötig ist, sollte mit Worten angekündigt werden. Missverständnisse, die ein Gegeneinander bewirken, können so vermieden werden. Berührung sollte immer spürbar für Kranke sein und kann auf diese Weise Orientierung geben. Hier ist es gut, sich von erfahrenen Pflegekräften anleiten zu lassen.

Über die Intensität der Berührung wird beiden Beteiligten Sicherheit vermittelt. Dem Kranken dadurch, dass er spürt, hier kennt sich jemand aus. Der pflegende Angehörige fühlt sich sicher, wenn er durch die Mitarbeit das Vertrauen des Schützlings spürt.

Trotz der Schwere in diesen Tagen und Wochen wird es Situationen geben, in denen herzlich gelacht werden kann und auch sollte. Nutzen Sie diese unbeschwerten Momente! Humorige Menschen werden vielleicht auch jetzt nicht den Humor verlieren, auch wenn es manchmal nur »Galgenhumor« ist. Der Alltag erträgt sich leichter für alle Beteiligten.

Aktivierende Pflege

Aktivierende Pflege bedeutet Hilfe zur Selbsthilfe. Veränderte Lebensumstände wie zunehmendes Alter, Krankheit, Unfälle, Operationen, geistige oder körperliche Beeinträchtigung führen dazu, dass die Aktivitäten des täglichen Lebens nicht mehr in vollem Umfang selbstständig ausgeführt werden können.

Die aktivierende Pflege hilft dem Menschen dabei, seine Einschränkung zu überwinden (nach Unfällen und Operationen) oder so weit wie möglich auszugleichen. Sie fördert und erhält die Fähigkeiten (Ressourcen) des Kranken oder stellt sie wieder her. Sie gibt da Unterstützung und Hilfestellung, wo er sie selbst einfordert oder aus der Sicht der Pflegenden benötigt, wenn er den Bedarf nicht mehr selbst äußern kann. Sie betrifft alle Bereiche des täglichen Lebens.

Der Bedarf der Unterstützung und Hilfestellung kann sich gerade bei fortschreitenden Erkrankungen sehr schnell verändern und muss der jeweiligen Situation immer wieder neu angepasst werden. Dies kann innerhalb eines Tages nötig sein.

Sie als Nahestehender übernehmen die Pflege im häuslichen Bereich und sind direkte Kontaktperson zu dem Kranken. Auch hier sollte die aktivierende Pflege in den Alltag integriert sein. Der Kranke leidet häufig unter zunehmenden Einschränkungen. Es tut ihm gut, so lange wie möglich seine Aktivitäten selbstständig durchzuführen und mit einbezogen zu werden. Dieses Aktivieren geschieht schon durch kleine Dinge, wie die Lippen selbst eincremen, das Gesicht und die Hände waschen, selbstständig essen und trinken.

Ernährung

Die Nahrungsaufnahme und die Ernährung bilden in unserem Leben ein zentrales Thema und haben in unserer Kultur einen hohen Stellenwert. Einen guten Appetit zu haben ist ein Zeichen für Gesundheit und Wohlergehen. Nicht selten wird durch Essen Zuneigung ausgedrückt. Wer kennt nicht das Sprichwort: »Liebe geht durch den Magen«?

Durch die Aufnahme von Nährstoffen führen wir dem Körper die Energie zu, die wir zum Leben brauchen. Wir essen, um zu leben, und tun somit etwas Existentielles.

Im Verlauf einer schweren Erkrankung verändert sich der Stellenwert der Nahrungsaufnahme im Leben Kranker. Der Appetit lässt nach, gegen bestimmte Speisen entwickelt sich eine Ablehnung. Oft steht der Ekel vor Fleisch am Anfang, dann werden auch schwer verdauliche Nahrungsmittel nicht mehr vertragen und aufgenommen. Zum Schluss wird flüssige Nahrung der festen vorgezogen.

Diese Veränderung ist für Nahestehende häufig schwer zu akzeptieren und auszuhalten. Belastende Gedanken wie: »Ich kann doch meine Mutter, meinen Vater, meine Frau, meinen Mann nicht verhungern lassen!« können aufkommen, und Sie ermutigen oder drängen vielleicht sogar Ihren Angehörigen mit den Worten » Aber du musst doch etwas essen, um bei Kräften zu bleiben oder wieder zu Kräften zu kommen!«

In solchen Situationen wird die eigene Hilflosigkeit deutlich und mit ihr oft die Nichtakzeptanz, das »Nicht-wahr-haben-wollen« des bevorstehenden Todes.

An dieser Stelle beginnt nun ein weiterer Schritt auf dem Weg des Abschiednehmens, des Loslassens, des Akzeptierens, dass der Lebensweg eines Angehörigen zu Ende gehen wird.

Entlastung kann das Wissen bieten, dass es in dieser Lebensphase ganz natürlich ist, weniger oder gar nichts mehr zu essen. Die Energie der Nahrung wird nicht mehr gebraucht.

Neben den Veränderungen bezüglich der Nahrungsaufnahme werden im Alltag noch weitere körperliche und seelische Symptome (Begleiterscheinungen) auftreten. Hier gilt es, sie wahrzunehmen, ihnen offen zu begegnen, sie zu thematisieren und zu lindern.

Wie ich aus meiner beruflichen Tätigkeit im Kontakt mit Nahestehenden wahrnehme, sind die Fragen zu den Veränderungen unabhängig von Krankheiten oder dem Alter in dieser letzten Lebensphase gleich oder ähnlich.

Ich möchte daher einige dieser aufkommenden Fragen, die Ihnen in täglichen Situationen bei der Pflege Ihres Angehörigen begegnen könnten, beantworten.

Was ist bei den Mahlzeiten zu beachten?
Das Angebot, das Sie Ihrem Angehörigen machen, sollte aus einer abwechslungsreichen, schmackhaften Normalkost bestehen, bei der die Wünsche im Vordergrund stehen. Erfragen Sie immer wieder, worauf der Appetit im Moment am größten ist und wundern Sie sich nicht, wenn sich frühere Geschmacksrichtungen plötzlich verändert haben. Jemand, der zuvor selten süße Speisen zu sich nahm, verspürt auf einmal einen Heißhunger darauf. Vielleicht liegt Ihnen in so einer Situation der Satz auf der Zunge »Aber das magst du doch gar nicht!« Lassen Sie Ihren Angehörigen ausprobieren, was jetzt seinem Appetit und seinen Gelüsten entspricht. Falls Ihr Angehöriger zuvor wegen einer anderen Krankheit, wie z. B. dem Diabetes mellitus (der »Zuckerkrankheit«), eine Diät einhalten musste, stellt sich die Frage, inwieweit diese Diät angesichts der jetzigen Lebenssituation noch notwendig und sinnvoll ist.

Lassen Sie sich auf individuelle Essenszeiten ein, auch wenn es nicht mehr drei Mahlzeiten am Tag sind und die Zeiten nicht denen von Frühstück, Mittagessen und Abendessen entsprechen.

Bieten Sie Ihrem Angehörigen mehrmals am Tag kleine, ansprechend angerichtete Mahlzeiten an, die auch andere Sinne, wie die Augen und den Geruchssinn, mit einbeziehen. Richten Sie die Speisen in kleinen Tassen oder auf kleinen Tellern an, denn zu große Portionen können schon beim Anblick den Appetit vergehen lassen und satt machen, und zu kleine Portionen auf zu großen Tellern lösen Frustration und Traurigkeit angesichts der schwindenden Menge aus.

Sorgen Sie für eine angenehme Umgebung. So lange wie möglich sollten die Mahlzeiten am gedeckten Tisch im Kreise der Familie eingenommen werden, vielleicht mit musikalischer Untermalung im Hintergrund. Lassen Sie Ihrer Kreativität und Ihrer Fantasie, aber auch Ihren Gewohnheiten freien Lauf. Durch das gemeinsame Essen wird die soziale Einbindung des Kranken erhalten und gefördert.

Nun kann es sein, dass Sie es Ihrem Angehörigen trotz aller Bemühungen nicht recht machen können. Das, was vor ein paar Minuten noch dem Wunsch entsprach, kann sich in der Zeit, in der Sie das Essen zubereiten, schon wieder verändert haben. Der Appetit kann vergangen oder der Kranke nur in der Lage sein, zwei, drei Löffel zu essen. Fühlen Sie sich in diesem Moment nicht persönlich gekränkt. Es liegt nicht an Ihnen, sondern an dieser Lebensphase, in der sich Situationen sehr schnell verändern können. Allgemeine Unzufriedenheit über die veränderte Lebenslage kann in immer wiederkehrendem »Nörgeln« am Essen ihre Ausdrucksform finden. Der sich ständig weiter einschränkende Lebensraum, körperliches Unwohlsein, Schmerzen oder andere Begleiterscheinungen finden ihr Ventil in der Kritik am Essen. Hier sollten Sie in einem Gespräch offen Ihre Wahrnehmungen und Empfindungen schildern und gemeinsam überlegen, auf welche Weise sich Abhilfe schaffen lässt oder ob die Lage so vielleicht doch akzeptabel ist.

Welche Hilfsangebote kann ich machen, damit mein Angehöriger möglichst lange selbstständig essen und trinken kann?

Falls der Kranke nicht mehr in der Lage ist, zur Nahrungsaufnahme an den Tisch zu kommen oder sich auf die Bettkante zu setzen, ist es wichtig, auf eine richtige Lagerung im Bett zu achten. Hierzu sollte er auf dem Rücken liegen, im Bett weit genug nach oben gerutscht sein und der Oberkörper hochgelagert werden, um einem Verschlucken vorzubeugen. Der Kopf erfährt Unterstützung durch ein kleines Kissen, welches das Überstrecken des Kopfes nach hinten verhindert. Ein Krankenbett mit verstellbarem Kopfteil erleichtert die Lageveränderung. Liegt der

Kranke in einem Bett ohne verstellbarem Kopfteil, so kann mit Hilfe von Kissen oder einem Lagerungshilfsmittel in Form eines Keils oder eines umgedrehten Stuhles (Stuhlbeine zeigen nach oben, Kranker lehnt an der Rückseite der Stuhllehne) die Oberkörperhochlagerung erreicht werden.

Die Sinne sind bei der Nahrungsaufnahme von entscheidender Bedeutung. Daher sollte das Essen so angerichtet werden, dass der Kranke darauf blickt und in Bezug zu der Mahlzeit treten kann. Um dies zu ermöglichen, überlegen Sie, welches Hilfsmittel für den Kranken das passende ist. Es gibt die Möglichkeit des Beistelltisches, des Nachttisches mit ausklappbarem Brett, welches über das Bett gezogen wird oder das Tablett mit Füßen, das vor den Kranken ins Bett gestellt wird.

Die Mahlzeit sollte so lange wie möglich selbstständig eingenommen werden. Der Schutz der Kleidung und des Bettes kann durch Servietten oder durch Handtücher geschehen. Es ist sinnvoll, lieber das Bett etwas mehr zu schützen, als dem Kranken das selbstständige Essen zu früh aus der Hand zu nehmen.

Durch die veränderte Feinmotorik der Hände oder zunehmende Unbeweglichkeit fällt es dem Kranken schwer, das Besteck gut und sicher in der Hand zu halten und zum Mund zu führen. Hier hilft es, den Griff des Bestecks zu verstärken, um dem Bewegungsablauf Halt und Sicherheit zu geben. Solche Verstärkungen sind im Sanitätshaus erhältlich oder lassen sich mit Isolierband selbst herstellen. Für Menschen, die langsam essen, erhalten Sie im Sanitätshaus oder in Fachgeschäften für Babyartikel Warmhalteteller.

Der Kranke führt Glas oder Becher so lange wie möglich selber zum Mund. Besonders bei wahrnehmungsbeeinträchtigten Menschen bekommt dies eine besondere Bedeutung. Durch das Halten des Bechers und die Bewegung zum Mund bahnt sich das Trinken an. Der Kranke erkennt darin etwas Vertrautes und bringt die Hand, die das Glas hält, die Bewegung des Armes, der das Glas zum Mund führt, mit Trinken und Schlucken in Zusammenhang. Wird dem Kranken stattdessen das Glas direkt an die Lippen gegeben, so entfällt der Zusammenhang und der wahrnehmungsbeeinträchtigte Mensch weiß unter Umständen nicht, was er jetzt machen soll und wird aufgrund des nicht Wiedererkennens der Handlung nicht trinken. Die unterstützende Maßnahme besteht im Mithalten des Glases und dem Führen des Armes zum Mund.

Ist das Trinken aus einem Glas nicht mehr möglich oder liegt der Kranke auf der Seite, kann ein abknickbarer Strohhalm als Hilfsmittel benutzt werden. Dieser wird, damit der Kranke nicht soviel Kraft beim Ziehen aufwenden muss, nach dem Knick auf die Größe des Glases zugeschnitten. Eine weitere Erleichterung kann das Trinken aus einem Schnabelbecher oder aus Trinkflaschen aus dem Sportbereich sein. Bei Trinkangeboten in Seitenlage erfährt der Kopf durch das Unterschieben einer Hand Halt und Stütze.

Bei weiterer Verschlechterung ist es für den Kranken vielleicht nicht mehr möglich, aus Bechern oder Flaschen zu trinken oder größere Mengen an Flüssigkeit im Mund zu bewältigen, ohne sich zu verschlucken. Sie können dem Kranken jetzt kleine Mengen seines gewünschten Getränkes mit einem kleinen Löffel oder mit einer Pipette in den Mund geben. Probieren Sie vorsichtig, was am besten geht und beobachten Sie die Reaktion des Kranken.

Was kann ich bei aufkommendem Durstgefühl tun?

Bei verminderter Flüssigkeitszufuhr kann es zu Durstgefühl kommen. Das Empfinden von Durst entsteht durch trockene Mundschleimhaut, deshalb wird diese feucht gehalten. Mundtrockenheit kann auch als Nebenwirkung von Medikamenten oder durch vermehrtes Atmen mit geöffnetem Mund auftreten.

Achten Sie darauf, dass Ihr Angehöriger immer etwas zu trinken in Reichweite hat oder bieten Sie ihm kontinuierlich schluckweise etwas an. Ein trockener Mund beeinträchtigt das Sprechen, Kauen und Schlucken und vermindert das Wohlgefühl.

Als sehr angenehm und auch anhaltend zum Durstlöschen wird das Lutschen von kleinen Eiswürfeln empfunden. Die Flüssigkeit sollte in kleinen Formen eingefroren werden, so dass die Eisstücke für den Kranken nicht zu groß und somit gut zu bewältigen sind. Es lassen sich alle Flüssigkeiten einfrieren, auch Wein, Sekt oder Bier bereiten so eine kleine Freude. Sie können Ihrer Kreativität freien Lauf lassen.

Im Verlauf der Erkrankung kann es möglich sein, dass auch diese Maßnahmen nicht mehr durchzuführen sind. Sie können jetzt auf im Sanitätshaus oder in der Apotheke erhältliche Watteträger (Wattestäbchen mit einem großen, gedrehten Wattebausch an einer Seite) zurückgreifen. Diese Watteträger lassen sich in Flüssigkeit tauchen, und anschließend wird die Mundschleimhaut des Kranken damit angefeuchtet. Zum Anfeuchten der Mundschleimhaut eignen sich auch Pumpzerstäuber mit feinem Sprühkopf. Nehmen Sie wechselnde Flüssigkeiten wie Kamillentee, Pfefferminztee oder Wasser. Wenn Sie dem Wasser etwas Zitronensaft beigeben oder fruchtige Tees wie Hagebutte und Malve nehmen, wird der natürliche Speichelfluss angeregt und der Mund feucht gehalten. Bei Kranken, deren Wahrnehmung sich im Verlauf der Erkrankung ändert, gilt es, das Anfeuchten des Mundes vorzubereiten (basale Stimulation). Zu Beginn wird mehrfach mit dem Finger über die Lippen gestrichen und der Vorgang durch Worte begleitet. Der Watteträger findet langsam und vorsichtig seinen Weg in die Mundhöhle. Dies ist notwendig, da das Eindringen in die Mundhöhle etwas Intimes ist und der Vorbereitung sowie der Zustimmung von Seiten des Kranken bedarf. Wir erleben im Alltag oft, dass bei veränderter Wahrnehmung und keiner Vorbereitung zuerst Abwehrreaktionen durch Zukneifen des Mundes geschehen. Erst nachdem Vertrauen aufgebaut ist und der Kranke erkennt, was geschieht, lässt er diese Berührungen zu.

Was mache ich, wenn mein Angehöriger nicht mehr essen will oder kann?

Das Bedürfnis nach Essen ändert sich in der letzten Phase des Lebens. Der Nährstoffbedarf ist reduziert, der Appetit und der Wunsch nach Essen lassen nach. Trotz der verminderten Nahrungsaufnahme wird fast nie Hunger empfunden. Die Aufnahme von festen Nahrungsmitteln und Speisen wird von der Aufnahme von Getränken und flüssigen Speisen abgelöst. Es kann vorkommen, dass nur noch warme oder nur noch kalte Getränke gewünscht werden. Die Beobachtung zeigt, dass die Aufnahme von Kaltem überwiegt. Eisgekühlte Getränke, Eiswürfel oder Speiseeis können plötzlich die Hauptnahrungsmittel sein und alle anderen Speisen ersetzen.

Während die Veränderungen in der Nahrungsaufnahme stattfinden und sich Hilflosigkeit und Unsicherheit bei den Nahestehenden breit macht, stellt sich hier, wie immer wieder im gesamten Sterbeprozess, die wichtige Frage: »Wer hat Probleme mit der veränderten Nahrungsaufnahme, mit der veränderten Situation, der Kranke oder ich als Nahestehender?« Wichtig sind die Wünsche und Bedürfnisse des Kranken!

Bevor aber die veränderten Bedürfnisse akzeptiert werden, sollten andere Ursachen der verminderten Nahrungsaufnahme ausgeschlossen werden. Auch eine nicht mehr richtig sitzende Zahnprothese kann eine Ursache sein. Durch die Gewichtsabnahme kann sich der Kiefer verändert haben, so dass die Prothese ihren festen Halt verloren hat und das optimale Kauen und Schlucken nicht mehr gewährleistet ist. Abhilfe schaffen

Haftpulver oder Haftstreifen. Falls diese Maßnahmen nicht ausreichen, sollte ein Zahnarzt hinzugezogen werden, der die Prothese »unterfüttert«. Auch Druckstellen am Kiefer können Schmerzen verursachen und so das Kauen und die Nahrungsaufnahme erschweren oder verhindern.

Pilzbefall des Mundes (Soor), der sich durch weißliche Beläge auf Zunge, Wangentaschen und Gaumen darstellt, bereitet Schmerzen und führt zu Schluckstörungen. Er muss mit Medikamenten behandelt werden.

Andere Begleiterscheinungen wie Schmerzen oder Schwäche können die Befindlichkeit des Kranken so beeinflussen, dass ihm eine Nahrungsaufnahme unmöglich scheint. Hier steht dann die Behandlung der Begleiterscheinungen an erster Stelle und sorgt für eine Verbesserung der gesamten Situation.

Appetitlosigkeit tritt häufig in Zusammenhang mit einer Erkrankung auf. Diese Erfahrung ist den meisten von uns schon zuteil geworden, gleichzeitig auch die Erfahrung, dass mit dem Abklingen der Beschwerden der Appetit auch zurückkommt. Da dies bei fortschreitenden Erkrankungen selten der Fall ist, kann der Appetit durch alkoholisch versetzte Pflanzenextrakte, wie Pepsinwein, angeregt werden.

Eine weitere Ursache, welche die Nahrungsaufnahme verhindert, ist Übelkeit. Diese tritt häufig im Verlauf von schweren, fortschreitenden Erkrankungen des Magen-Darm-Traktes auf, z. B. wenn sich Metastasen (Tochtergeschwülste) in Organen des Bauchraumes gebildet haben. Tumore im Gehirn, die Druck auf das Brechzentrum ausüben, können ebenfalls Übelkeit auslösen. Übelkeit kann auch eine Folge von Chemotherapien und Bestrahlungen sein. Wenn sie dauerhaft unterschwellig vorhanden ist, beeinflusst dies die Lebensqualität sehr stark. Hier ist, parallel zu schon beschriebenen Angeboten der Nahrungsaufnahme, eine medikamentöse Therapie durch den Hausarzt unerlässlich.

Da Übelkeit eine äußerst hartnäckige Begleiterscheinung ist, bedarf es oft einer Kombination von mehreren Medikamenten mit unterschiedlichem Wirkungsansatz.

Erbrechen ist ebenfalls eine Begleiterscheinung mit unterschiedlichen Ursachen wie Folge von Bestrahlung und Chemotherapie, Tumorwachstum oder Bildung von Tochtergeschwülsten im Magen-Darm-Trakt, Bauchraum und Hirntumoren. Auch hier bedarf die Behandlung einer medikamentösen Therapie, die auf die jeweilige Ursache einwirkt und eine Kombination von verschiedenen Medikamenten beinhaltet.

Sollte dem Schwerkranken und Sterbenden, wenn er nicht mehr essen und trinken kann, über eine Magensonde oder über Infusionen Nahrung und Flüssigkeit zugeführt werden?
Gestaltet sich das Schlucken im Verlauf der Erkrankung als zunehmend schwierig, so können Sie zunächst beginnen, die Nahrungsmittel sehr klein zu schneiden oder zu pürieren. Bei Erkrankungen des Kopf- und Halsbereiches oder neurologischen Erkrankungen kann unter Umständen so noch über lange Zeit eine normale Nahrungsaufnahme möglich sein.

Je nach Krankheitsverlauf kann das Schlucken aber ab einem gewissen Zeitpunkt einfach nicht mehr möglich sein. In diesem Fall besteht die Möglichkeit einer Ernährungssonde. Die Ernährung über die Sonde erfolgt mit handelsüblicher Sondennahrung in verschiedener Zusammensetzung und von unterschiedlichen Herstellern. Da das Angebot sehr vielfältig ist, kann es hilfreich sein, eine Ernährungsberatung in Anspruch zu nehmen.

Jeder Mensch kommt im Laufe einer unheilbaren Erkrankung an den Punkt, an dem es kein Zurück mehr gibt. Es stellt sich die Frage, ob es überhaupt und unter allen Umständen richtig ist, einen schwerkranken und sterbenden Menschen mittels einer Magensonde oder mittels Infusionen weiter zu ernähren, solange dies medizinisch möglich ist. Diese Frage mit all ihren ethischen Aspekten kann an dieser Stelle nicht umfassend beantwortet werden.

Um eine verantwortliche Entscheidung zu treffen, kann die Beantwortung folgender Fragen hilfreich sein:

- Wie weit ist die Krankheit fortgeschritten?
- Wie weit ist der Kranke in seinem Sterbeprozess?
- Welche Beschwerden hat der Kranke?
- Welches Ziel hat das Einlegen einer Sonde?
- Bringt die Magensonde wirklich Lebensqualität für den Kranken?
- Wird auch Leiden durch die Sonde verlängert?
- Ist die Zufuhr der Flüssigkeit zu Hause möglich oder muss der Kranke dazu in ein Krankenhaus? Möchte er dies?
- Wem wäre eine Magensonde die größere Hilfe: dem Kranken oder dem Umfeld, dem es schwer fällt, die Situation und das Nichtstun auszuhalten?

Die Beantwortung dieser Fragen ist eine Entscheidungshilfe darüber, ob und auf welche Weise Ernährung und Flüssigkeit zugeführt werden soll. Die Ergebnisse sollten zwischen Arzt, dem Kranken, seinen Nahestehenden und gegebenenfalls dem Pflegepersonal sorgfältig erörtert werden.

Was ist eine Patientenverfügung?

Bei solchen Entscheidungen sollte der Wunsch des Kranken immer an erster Stelle stehen. Der Kranke hat ein Recht darauf, individuell seine Entscheidung zu treffen. Daher wird deutlich, wie sinnvoll und wie wichtig es ist, mit dem Kranken zusammen vorausschauend zu handeln und möglicherweise eintretende Situationen zu besprechen. Im Voraus getroffene Entscheidungen sollten in einer *Patientenverfügung* schriftlich festgelegt werden. Nur durch die Vollmacht der Patientenverfügung oder eine andere Vorsorgevollmacht ist der Nahestehende rechtlich abgesichert, in Vertretung für den Kranken zu sprechen. Durch die Festlegung seiner Wünsche kann der Kranke bis zu seinem Tod selbstbestimmt handeln. Möglicherweise fallen Ihnen derartige Gespräche im Vorfeld sehr schwer, aber die deutliche Benennung von Wünschen und Klarheit über Handlungsweisen dienen der Vermeidung von Konflikten und Ihrer Entlastung. Ausführliche Informationen zu einer Patientenverfügung finden Sie in dem Taschenbuch »Pflegefall – und dann?« von Monika Herrmann. (siehe Buchempfehlungen)

Eine Situation kann jedoch so plötzlich eintreffen, dass Sie im Vorfeld keine Vorsorge treffen konnten. Jetzt sind Sie in der schwierigen Lage, nach bestem Wissen und Gewissen zu handeln. Hier kann es hilfreich sein, sich frühere Gespräche und Begebenheiten in Erinnerung zu rufen, in denen der Kranke seine Meinung geäußert hat. So können Sie bei anfallenden Entscheidungen den mutmaßlichen Willen des Kranken vertreten, der dann berücksichtigt werden sollte.

Mundpflege

Die normale tägliche Mundpflege geschieht wie gewohnt mit der Zahnbürste und Zahncreme. Ist der Kranke bettlägerig und kann die Mundpflege nicht mehr vor dem Waschbecken durchführen, so nehmen Sie zum Auffangen beim Ausspülen des Mundes eine Nierenschale oder ein anderes Gefäß. Eine Nierenschale erhalten Sie in jedem Sanitätshaus. Die Zahnprothese sollte mindestens einmal am Tag herausgenommen und gereinigt werden. Achten Sie darauf, dass die Prothese sicher sitzt und bei Veränderungen des Kiefers durch Gewichtsabnahme nicht zur Gefährdung wird und die Gefahr des Verschluckens in sich birgt.

Neben dem Anfeuchten des Mundes mit Zitronenwasser oder fruchtigen Tees können weitere Maßnahmen durchgeführt werden, die den Speichelfluss anregen (z. B. gefrorene Ananasstückchen oder saure Drops). Hier lässt oft schon die Vorstellung von Saurem das Wasser im Mund zusammenlaufen. Durch die Lutschbewegung können sich auch Beläge von der Zunge lösen und die Zunge reinigen.

Bei Kranken, die unter Wahrnehmungsstörungen leiden oder in Gefahr sind, sich zu verschlucken, sollten die Ananasstückchen, Drops oder Eiswürfel in eine Mullkompresse oder ein dünnes Leinentuch gewickelt werden, welches von dem Nahestehenden im Mundwinkel festgehalten wird.

Zum Schutz der Mundschleimhaut vor weiterem Austrocknen kann Sahne oder weiche Butter dünn auf die Zunge aufgetragen werden.

Um Borken auf der Zunge zu lösen, geben Sie eine viertel Vitaminbrausetablette auf die Zunge (nur wenn keine Schluckstörung vorliegt). Durch die Schaumbildung auf der Zunge lassen sich Beläge und Borken anschließend gut mit der Zahnbürste oder Watteträgern abtragen.

Durch eine zunehmende Abwehrschwäche im Verlauf von schweren Erkrankungen kann auf der Mundschleimhaut ein Pilzbefall entstehen. Diesen erkennen Sie an weißen Belägen im Mund- und Rachenraum. Die Infektion lässt sich nur mit Medikamenten beseitigen, die der Hausarzt verschreibt. Das Antimykotikum (Mittel gegen den Pilzbefall) wird mit einer Pipette mehrmals am Tag in den Mund geträufelt und sollte einige Zeit im Mund verbleiben. Zu beachten ist, dass eine vorhandene Zahnprothese mitbehandelt werden muss, da sonst immer wieder eine Rückinfektion geschieht und der Pilz nicht verschwindet.

Die Lippen neigen dazu, schnell auszutrocknen und bedürfen einer kontinuierlichen Pflege. Fetten Sie diese mehrmals am

Tag ein. Auch hier kann der Kranke lange selbstständig sein, indem Sie ihm die Creme auf einen Finger geben, so dass er den Vorgang des Eincremens selbst durchführen kann.

Wundliegen

Ein Druckgeschwür (Dekubitus) zu bekommen bedeutet, dass durch verschiedene Faktoren, die sich im Verlauf einer fortschreitenden Erkrankung ergeben können, die Haut geschädigt wird. Einer der Hauptfaktoren ist anhaltender Druck auf eine Stelle.

Die Gefährdung nimmt zu, sobald die Beweglichkeit des Kranken abnimmt und er nicht mehr in der Lage ist aufzustehen, sei es aus dem Sessel oder aus dem Bett. Schwäche, Schmerz, Atemnot oder Wassereinlagerungen im Körper können Ursache sein, dass eine Lageveränderung im Bett oder Sessel alleine nicht mehr möglich ist oder dass nur bevorzugte Positionen wie die Rückenlage eingenommen werden können. Dadurch entsteht ein vermehrter Auflagedruck an bestimmten Körperstellen. Weitere Faktoren, welche die Entstehung eines Dekubitus begünstigen können, sind:

- allgemeine Körperschwäche,
- Gewichtsverlust,
- Übergewicht,
- Reduktion der Hautelastizität im Alter durch verminderte Flüssigkeitszufuhr,
- langer Kontakt der Haut mit Nässe, z. B. in Hautfalten beim Schwitzen oder bei Inkontinenz (die Unfähigkeit, willentlich die Harn- oder Stuhlausscheidung zu kontrollieren),
- Durchblutungsstörungen und Missempfindungen, die einen Schmerz nicht mehr wahrnehmen lassen, denn dieser führt normalerweise zur Lageveränderung,
- erhöhtes Ruhebedürfnis des Kranken in der letzten Lebensphase (wenn es ihm lästig ist, oft bewegt zu werden).

Die ersten Anzeichen, die auf die Entstehung eines Druckgeschwürs hinweisen, sind Rötung, Überwärmung und Schmerz.

Besonders gefährdete Stellen sind die Fersen und Knöchel, die Innenseite der Knie, der Steißbeinbereich, die Ellenbogen, die Schultern, die Hüftknochen, die Ohren, bei übergewichtigen Menschen die Hautfalten, bei Frauen besonders unter den Brüsten.

Was kann ich tun, um ein Druckgeschwür zu vermeiden?
Maßnahmen, die zur Vermeidung eines Dekubitus führen, sind die Beobachtung der gefährdeten Stellen, Druckentlastung, Hohllagerung und Hautpflege.

Die gefährdeten Hautstellen sollten wenigstens ein- bis zweimal am Tag, am besten bei der morgendlichen und abendlichen Körperpflege, inspiziert und beobachtet werden. Jede Feststellung von Rötung, Schmerz, Blasenbildung oder Schädigung der Haut muss bei weiteren Maßnahmen der Pflege mit berücksichtigt werden.

Die Druckentlastung erreichen Sie durch regelmäßige Lageveränderungen, sei es dadurch, dass der Kranke aufgefordert wird, seine Lage selbstständig zu verändern oder dadurch, dass die Lage von Ihnen als Pflegendem verändert wird. Dieses Umlagern sollte, je nach Gefährdung der Haut, alle zwei bis vier Stunden geschehen. Um eine 30°-Schräglagerung im Bett zu erreichen, bedarf es Hilfsmittel in Form von Decken und Kissen. Um den Kranken in der Seitenlage zu stabilisieren und es ihm bequem zu machen, wird ihm eine auf der Längsseite zusammengerollte Decke als Stütze in den Rücken gelegt. Auch wenn der Kranke gerne ganz auf der Seite liegt und eigentlich keine Stütze braucht, kann eine Decke seine Körperwahrnehmung erhöhen. Bei Kranken mit einem großen Bedürfnis nach Schutz und Halt kann ein kleines Kissen, das vom Kranken umarmt wird, diese Sicherheit bieten. Fragen Sie den Kranken, wie er gut liegt, was ihm gut tut oder was ihn stört. In der Seitenlage ist wichtig, dass nicht Haut auf Haut liegt. Um das zu vermeiden, wird ein Kissen so zwischen die Beine gelegt, dass Knöchel und Knie geschützt sind. Dies sollte so beschaffen sein, dass es seine Wirkung erzielt, aber nicht die Bewegungsfreiheit des Kranken komplett einschränkt. Fersen oder Ellenbogen, welche einer besonderen Gefährdung ausgesetzt sind, sollten sowohl in Rückenlage, als auch in Seitenlage mittels kleiner Kissen hohlgelagert werden. Zur Vermeidung, dass Haut auf Haut liegt, wird zwischen die betreffenden Hautfalten eine dünnes Leinentuch oder eine im Handel (Apotheke und Sanitätshaus) erhältliche Kompresse gelegt.

Schwierigkeiten bereitet immer wieder das Bewegen im Bett, das Hochziehen, wenn jemand nach unten gerutscht ist. Wo fasse ich am besten an? Hier kann eine Anleitung und Einweisung von Nahestehenden durch die Pflegekräfte des ambulanten Dienstes erfolgen. Falls Sie die Pflege ohne die Unterstützung eines solchen Dienstes leisten, kann der Besuch eines Pflegekurses Hilfe und Sicherheit im Umgang mit kranken Menschen bringen. Entsprechende Kurse bieten die Organisationen der Wohlfahrtsverbände wie Caritas, Diakonie, Arbeiterwohlfahrt und Deutsches Rotes Kreuz an.

Die Haut als größtes Organ unseres Körpers und in dieser Lebenssituation eines der am stärksten belasteten, bedarf der besonderen Pflege. Es ist wichtig, eine gute Hautpflege durchzuführen. Sie erhält zunehmende Bedeutung, wenn bei dem Kranken eine Inkontinenz hinzukommt. Zum Waschen verwenden Sie am besten eine alkalifreie und unparfümierte Seife. Oft reicht auch nur Wasser. Nach dem Waschen trocknen Sie die Haut gut ab, besonders in den Hautfalten. Liegt Haut auf Haut, legen Sie dünne Leinentücher oder Kompressen dazwischen. Die Haut benötigt Fett und Feuchtigkeit, deshalb cremen Sie sie je nach Bedarf ein- bis zweimal täglich ein. Verwenden Sie dazu ein »Wasser in Öl«-Präparat (z. B. Niveamilch blau). Bei besonders trockener Haut kann Balneo Hermal Ölbad® ins Wasser und/oder das Eincremen der Haut mit Linola® Fett helfen.

Trotz aller intensiven Maßnahmen lässt sich die Entstehung eines Druckgeschwürs nicht immer vermeiden. Ausschlaggebend dafür sind dann unter Umständen die fortschreitende Reduktion des Allgemeinzustandes und der erhöhte Ruhebedarf Kranker. Die Intervalle der Lagewechsel werden verkürzt. Häufige Lagewechsel stellen zunehmend eine Belastung dar. Der Kranke lehnt Lageveränderungen konsequent ab. Informieren Sie bei Gefährdung und bei Veränderungen der Haut den Hausarzt, so dass Sie sich auf weitere Vorgehensweisen verständigen können.

Eine Maßnahme könnte eine Antidekubitusmatratze sein. Das Rezept, um eine solche Matratze zu erhalten, stellt der Hausarzt aus. Dieses reichen Sie bei der zuständigen Kranken- /Pflegekasse ein. Sie wird ein Sanitätshaus beauftragen, eine Begutachtung des Hautzustandes und der Gefährdung des Kranken vor Ort vorzunehmen.

Der Kranke wird dann von Fachkräften auf die Matratze gelegt, die das System individuell auf Körpergewicht und Größe des Kranken einstellen. Bitten Sie die Fachkraft, Ihnen zu erklären, worauf Sie bei der Handhabung achten sollen und fragen Sie nach einer Telefonnummer für Notfälle. Liegen auf einem Antidekubitusmatratzensystem schließt nicht zwingend aus, dass der Kranke seine Lage nicht mehr verändern muss. Die Intervalle können aber verlängert werden, so dass längere Zeiten der Ruhe entstehen. Die Matratze erreicht ihre volle Wirkung nur, wenn das Bettlaken nicht eingespannt, sondern nur locker übergelegt ist. Je nach System sind spezielle Bezüge nötig.

® steht für den geschützten Namen des jeweiligen Medikaments

Je weicher ein Kranker liegt, umso weniger wird er sich selbst bewegen. Er wird zunehmend sein Körpergefühl verlieren und sein Körperschema vergessen. Diese Feststellung hat für Menschen mit neurologischen Erkrankungen, z. B. einem Schlaganfall oder einem Hirntumor, eine besondere Bedeutung. Der Kranke vergisst, die betroffene Seite in Bewegungsabläufe einzubeziehen und nimmt sie gar nicht oder weniger als die gesunde Seite wahr. Liegen auf einer Antidekubitusmatratze kann dieses Gefühl noch verstärken!

Inkontinenz

Als Inkontinenz bezeichnet man den unfreiwilligen Abgang von Urin und Stuhlgang. Es kann verschiedene Ursachen geben:

- Erkrankungen im Bereich der Blase, Gebärmutter, Prostata und des Darmes,
- verminderte Beweglichkeit, so dass die Toilette nicht mehr schnell genug erreicht wird,
- vermehrter, tiefer Schlaf,
- zunehmende Schwäche,
- veränderte Wahrnehmung.

Die Schwere der Inkontinenz schwankt zwischen etwas Urin verlieren beim Husten, Niesen oder bei Anstrengung bis zum ständigen Abgang von Urin oder Stuhlgang.

Das Thema der Inkontinenz ist ein sehr sensibles. Es ist besetzt mit Schamgefühl, mit dem Gefühl des Versagens, selbst die intimsten Funktionen nicht mehr steuern zu können und auch dabei auf die Hilfe anderer angewiesen zu sein. In dieser Situation sollte der Kranke erfahren, dass er trotz Inkontinenz als Mensch angenommen wird. Zeigen Sie Verständnis für die veränderte Situation und kommunizieren Sie offen und einfühlsam das Thema. Bagatellisieren sollte vermieden werden! Für den Kranken ist es eine sehr ernste Lage, die sich nicht dadurch verbessert, dass sie beschönigt oder ins Lächerliche gezogen wird. Auch Lob, wenn die Ausscheidung geklappt hat, oder Tadel, wenn es nicht geklappt hat, sind an dieser Stelle nicht angebracht. Das Auftreten der Inkontinenz bedarf keiner Bewertung, sondern ist ein Fakt, mit dem es sich so neutral wie möglich auseinander zu setzen und zu arrangieren gilt.

Welche Hilfsmittel gibt es, wenn der Kranke nicht mehr zur Toilette aufstehen kann?

Die Inkontinenzversorgung sollte sich der jeweiligen Schwere anpassen, damit der Kranke solange wie möglich Selbstständigkeit erfährt und somit das Selbstwertgefühl erhalten bleibt. Zu Beginn reichen meistens Einlagen und Vorlagen unterschiedlicher Größe und Dicke, bevor der Kranke Schutzhosen (umgangssprachlich »Pampers« oder »Windeln«) tragen muss. Hier bietet der Markt wieder eine breite Palette an. Sie erhalten über Sanitätshäuser oder Apotheken Muster, so dass die am besten sitzende und passende Versorgung gewählt werden kann. Der gute Sitz ist notwendig, damit es nicht zu Einschnürungen und zu Verletzungen der Haut kommt. Äußert sich der Kranke nicht mehr zu seiner Urinausscheidung, sollten alle zwei bis drei Stunden die Vorlagen oder Schutzhosen kontrolliert werden. Es gilt zu vermeiden, dass der Kranke zu lange im Nassen liegt und so in Kombination mit der Körperwärme eine »feuchte Kammer« entsteht und die Haut vermehrter Belastung ausgesetzt ist. Das Bett kann durch entsprechenden Nässeschutz in Form von wasserundurchlässigen Unterlagen geschützt werden.

Falls die Ursache der Inkontinenz ein Vergessen der Toilettengänge ist, erinnern Sie den Kranken daran und integrieren Sie regelmäßige Gänge zur Toilette in den Tagesablauf. Zeiten lassen sich herausfinden, indem ein paar Tage schriftlich notiert wird, wann der Kranke von sich aus das Bedürfnis anmeldet oder zu welchen Zeiten er eingenässt hat. Daraus lassen sich Rhythmen der Blasen- und Darmentleerung über den Tag ablesen und helfen bei der Erhaltung der Kontinenz.

Der Kranke sollte so lange wie möglich zur Toilette begleitet werden. Bei zunehmender Schwäche und eingeschränkter Beweglichkeit gibt es der Situation angepasste Hilfsmittel wie Toilettenstuhl, Urinflasche für Männer, aber auch für Frauen, Steckbecken und Materialien zur Inkontinenzversorgung. Diese Hilfsmittel verschreibt der Hausarzt, und sie werden von der Kranken-/Pflegekasse bewilligt und von einem Sanitätshaus zu Ihnen geliefert.

Wird die Inkontinenz ein zunehmendes Problem, könnte das Legen (durch Arzt oder Pflegefachkraft) eines Blasenverweilkatheters Abhilfe schaffen. Hierzu wird über die Harnröhre (transurethraler Katheter) oder die Bauchdecke (suprapubischer Katheter) ein elastischer Schlauch in die Blase gelegt und der Urin darüber in einen Beutel abgeleitet. Das Wechseln des Katheters geschieht in regelmäßigen Abständen. Für die Versorgung über Tag gibt es Beinbeutel mit kurzem Schlauch, die gut unter der Kleidung zu tragen sind sowie Urinbeutel mit längerem Schlauch zum Anhängen an das Bett für die Nacht.

Noch ein Hinweis zum Schluss: Menschen mit einer Inkontinenz trinken häufig zu wenig. Sie reduzieren ihre Trinkmenge, um so den Gang zur Toilette, das Liegen im Nassen oder den belastenden Harndrang zu reduzieren oder zu vermeiden.

Juckreiz

Juckreiz entsteht bei trockener Haut und durch veränderte Stoffwechsellage des Körpers, z. B. wenn die Leber, die Nieren oder der Darm ihre Entgiftungsfunktion nicht mehr ausreichend wahrnehmen und dies nun über die Haut geschieht. Es gibt aber auch viele andere Begebenheiten, die »zum aus der Haut fahren« sind, denn die Haut als sensibles Organ reagiert auch auf Ängste, Unsicherheiten und andere Empfindungen.

Es bedarf einer guten Pflege, der Verwendung von alkalifreien Waschlotionen, gründliches Abtrocknen und des Vermeidens von feuchtem Milieu.

Hautjucken kann auf unterschiedliche Weise vermindert werden:

- natürliche Waschemulsionen wie Kondensmilch oder Sahne als Trägersubstanz in Verbindung mit einem ätherischen Pflanzenöl wie Zitronenöl oder Rosmarinöl,
- Balneo-Hermal-Ölbad® ins Wasser
- Waschungen der Haut mit Essig, dazu 3 Esslöffel Obstessig auf 5 Liter Wasser, (Wichtig: Bei dieser Waschung den Intimbereich aussparen!)
- Hautpflege mit Jojobaöl durchführen.

Auch im Handel erhältliche oder vom Arzt verschriebene Salben können den Juckreiz nehmen. Zeigt die lokale Anwendung keinen Erfolg, so bleibt noch die Anwendung von Medikamenten in Form von Tropfen oder Tabletten, welche dann von innen ihre Wirkung erzielen. Diese sind zum Teil frei in Apotheken erhältlich und zum Teil verschreibungspflichtig.

Verstopfung

Die Verstopfung des Darmes (Obstipation) tritt als Nebenwirkung von opioidhaltigen Schmerzmitteln (siehe Kapitel Schmerztherapie) auf sowie bei Bewegungsmangel, wenn zu wenig getrunken wird, bei verändertem Tagesrhythmus oder wenn durch zunehmende Schwäche die Bauchpresse nicht genutzt werden kann. Häufig findet die Begleiterscheinung der Verstopfung nicht genug Beachtung, da auch sie wieder mit Schamgefühl besetzt ist. Sie beeinflusst die Lebensqualität, da sie weitere Symptome wie Völlegefühl, Blähungen, Appetitlosigkeit, Übelkeit, Erbrechen und möglicherweise einen Darmverschluss zur Folge haben kann.

Eine Darmentleerung sollte mindestens alle zwei bis drei Tage stattfinden.

Aus den Ursachen ergeben sich Richtlinien, um Obstipation zu verhindern:

- Der Kranke sollte viel trinken, damit der Stuhlgang weich bleibt.
- Feuchtwarme Wickel regen die Peristaltik (Bewegung des Darmes) an und vermindern Blähungen und Völlegefühl.
- Eine leichte Darmmassage mit der flachen Hand auf dem Bauch im Uhrzeigersinn kann die Transportrichtung des Stuhlgangs zum Darmausgang hin unterstützen.
- Bei der Einnahme von opioidhaltigen Schmerzmedikamenten wie Tramadol, Tilidin, Morphinen besteht die Notwendigkeit, ein Abführmittel direkt vorbeugend mit einzunehmen.

Die Abführmittel unterscheiden sich in ihrem Wirkungsansatz. Welches Abführmittel das richtige ist, klären Sie bitte mit Ihrem Hausarzt. Falls die regelmäßige Einnahme von Abführmitteln nicht den gewünschten Erfolg bringt, kann es notwendig werden, zusätzlich rektale (über den Enddarm erfolgende) Maßnahmen in Form von Klistieren und Einläufen einzusetzen. In diesem Fall sprechen Sie mit den Pflegekräften oder dem Hausarzt über die weitere Vorgehensweise.

In Zusammenhang mit der Einnahme von opioidhaltigen Medikamenten rezeptiert der Hausarzt das Abführmittel und die Krankenkasse zahlt. Nimmt der Kranke keine Medikamente dieser Art ein, müssen die Kosten der Abführmittel selbst getragen werden.

ATEMNOT

Unter Atemnot (Dyspnoe) versteht man eine subjektive, unangenehme Erschwernis der Atmung, die der Kranke empfindet. Die Atemnot ist neben den Schmerzen die Begleiterscheinung, welche am meisten gefürchtet wird, denn damit verbunden ist die Angst zu ersticken. Gleichzeitig ist die Atemnot das häufigste Symptom, welches den Einweisungsgrund ins Krankenhaus darstellt, teilweise für die letzten Lebenstage oder die letzten Lebensstunden. Um dies zu verhindern, bedarf es der entsprechenden Therapie von Atemnot und der Aufklärung des Kranken und seiner Nahestehenden über die Situation.

Durch zunehmende Atemnot schränkt sich der Lebensraum des Kranken ein, die Teilnahme am sozialen Leben vermindert sich, die Beweglichkeit und auch die Möglichkeit der Kommunikationsfähigkeit sind herabgesetzt. Das Ziel besteht darin, so weit wie möglich die Lebensqualität zu erhalten.

Falls es möglich, sinnvoll und zumutbar ist, sollte die Ursache der Atemnot festgestellt werden, damit die Behandlung gezielt erfolgen kann. Zumutbarkeit und Konsequenz einer Untersuchung sollten abgewogen und dem Stadium der Erkrankung angemessen sein. Die Möglichkeiten der Behandlung sollten zwischen dem Kranken, seinen Nahestehenden und dem Arzt erörtert werden. In meiner täglichen Arbeit im Hospiz erlebe ich das offene, aufklärende Gespräch mit dem Aufzeigen der Möglichkeiten für alle Seiten als entlastend. Der Kranke kann seine Ängste, seine Wünsche und Bedürfnisse mitteilen, seine Grenzen der Belastbarkeit aufzeigen.

Beruhigend ist für den Kranken die Information, dass obwohl an dem Bestehen der Erkrankung nichts mehr zu ändern ist, es Möglichkeiten gibt, mit Medikamenten die Lage für ihn erträglich zu machen und ihm seine Selbstbestimmtheit zu erhalten. Gemeinsam mit dem behandelnden Arzt werden die möglicherweise auftretenden Situationen besprochen und der Handlungsrahmen festgelegt.

Die medikamentösen Behandlungsmöglichkeiten spannen sich über die Gabe von Cortisonpräparaten, Bronchodilatatoren (Medikamente, die die Bronchien, d. h. die Äste der Luftwege, erweitern) über Morphine bis hin zu Medikamenten, die angstlösend und beruhigend wirken.

Bei der Gabe von Morphinen und angstlösenden Medikamenten steht nicht die allgemein befürchtete Beeinträchtigung der Atemfunktion im Vordergrund, sondern die Linderung der Atemnot für den Kranken und somit ein Erhalt der Lebensqualität. Anders als bei der Schmerztherapie kann im Fall der Atemnot das Morphin bei Bedarf in Form von Tropfen oder einer subkutanen Injektion gegeben werden.

Neben der medikamentösen Therapie gibt es aber auch begleitende, unterstützende Maßnahmen, die Sie als Nahestehender berücksichtigen und ausführen können:

- Ruhe bewahren, was sicher angesichts dieser Lage leichter gesagt als getan ist, ist eine der wichtigsten Verhaltensregeln.
- Ruhige Bewegungen und keine Hektik, damit ein Gegenpol gebildet wird zu der inneren Unruhe und Angst, die der Kranke und vielleicht auch Sie selbst verspüren.
- Aktivitäten der jeweiligen Befindlichkeit und den Möglichkeiten anpassen, gegebenenfalls auf mehrere Abschnitte mit Ruhepausen aufteilen.
- Dem Kranken Raum zum Atmen lassen, nicht zu nahe über ihn gebeugt sein.
- Atemunterstützende Lagerungen, die Sie mit einer professionell pflegenden Person oder dem Arzt besprechen sollten.
- Den Kranken nicht allein lassen.

Um einen Menschen in seinen Schmerzen zu begleiten, brauchen Sie neben dem Wissen über Medikamente und ihre Wirksamkeit auch die Kraft und den Willen, sich darauf einzulassen. Einlassen auf den Menschen mit seiner Erkrankung, auf die Höhen und Tiefen, die Menschen mit dem Wissen um eine für sie existentielle Bedrohung (Sterben und Tod) durchleben.

Für viele schwerkranke Menschen, die ich kennen gelernt habe, standen zwei Wünsche im Vordergrund: selbstbestimmt zu Hause, in der vertrauten Umgebung, zu leben und die Schmerzen gelindert zu bekommen. Diese Wünsche wurden immer dann besonders deutlich ausgedrückt, wenn es während eines Krankenhausaufenthaltes hieß: »Die Erkrankung kann nicht mehr geheilt werden. Wir können leider nichts mehr für Sie tun.« In vielen Fällen spricht der Arzt dann von Krebs und schon vorhandenen Tochtergeschwüren (Metastasen). Dieser Satz: »Wir können nichts mehr für Sie tun« klingt angesichts einer tödlich verlaufenden Erkrankung niederschmetternd.

Im Endstadium einer Krebserkrankung leiden fast 90 % der Kranken unter Schmerzen. Die Palliativmedizin (auf Lebensqualität durch Beschwerdelinderung ausgerichtete Medizin) hat sich in den letzten zwanzig Jahren intensiv mit der Behandlung dieser chronisch verlaufenden Beschwerden befasst. Heute lässt sich festhalten, dass Krebsschmerzen sehr gut behandelbar sind.

Unterschiedliche Formen von Schmerz

Tumorschmerzen haben meist eine stark subjektive Qualität. Die englische Ärztin, Krankenschwester und Sozialarbeiterin Cicely Saunders beschreibt den Tumorschmerz als »*total pain*«, der vier Dimensionen umfasst:

1. physischen (körperlichen) Schmerz
2. psychischen (seelischen) Schmerz

3. sozialen Schmerz
4. spirituellen (geistigen) Schmerz

Schmerz ist das, was die Person beschreibt, die ihn erlebt, und er existiert immer dann, wenn sie es sagt. Die Glaubwürdigkeit des Kranken steht nicht zur Diskussion. Der gleiche Schmerz tut jedem anders weh.

Ohne die Mitarbeit der Kranken und ihnen Nahestehender ist eine wirksame Behandlung der Beschwerden kaum umzusetzen. Wichtige Voraussetzung zur Mitarbeit ist die behutsame und einfühlsame Aufklärung (durch den Arzt oder die Ärztin) der Kranken und ihnen Nahestehender über die Art der Erkrankung, deren Bösartigkeit und dem zu erwartenden Verlauf. Ebenso gehört dazu, über lindernde, die Lebensqualität fördernde Maßnahmen zu sprechen und Hoffnung zu vermitteln. Das Ziel ist Beschwerdelinderung (Erhalten der Lebensqualität) bis zuletzt. Anders ausgedrückt: Nicht das Leben mit Tagen füllen, sondern Tage, Wochen, Monate oder das Jahr mit Leben füllen.

Wenn wir in der Palliativen Pflege von ganzheitlicher Pflege sprechen, so bedeutet dies, dass wir in der Schmerztherapie nicht nur den körperlichen Schmerz berücksichtigen, der ausgelöst durch eine Krebserkrankung den Körper zu Schonhaltung und Inaktivität zwingt. Wir müssen auch beachten, mit welchen äußerlichen Veränderungen die Erkrankung einhergeht: Hat sich durch Gewichtsverlust oder Operationen das Aussehen sehr verändert und fühlen sich die Mitmenschen dadurch verunsichert und ziehen sich zurück? In vielen Wochen der Erkrankung kann es zum Arbeitsplatzverlust kommen, die soziale Sicherheit dadurch gefährdet oder verloren gegangen sein. Diese Faktoren können dazu beitragen, dass Menschen sich vernachlässigt, nicht mehr angenommen und wertlos fühlen. Der körperliche Schmerz wird so durch seelische Belastungen und soziale Verluste verstärkt. Der Schmerz um verloren gegangene Fähigkeiten mit der Folge zunehmenden Hilfebedarfs kann ebenfalls ein Schmerzverstärker sein.

Schwerkranke fragen: »Warum muss gerade mich dieses Schicksal treffen? Was habe ich getan?« Fragen über das Leben nach dem Tod werden gestellt und wie die Familie ohne den Kranken weiterlebt. In der Bilanz des Lebens bekommen eigene Unzulänglichkeiten plötzlich ein nie vermutetes Gewicht. Auch der Wunsch, letzte Dinge zu regeln steht im Raum. Hier kann seelsorgerliche Begleitung zur Entlastung beitragen und so das Schmerzerleben beeinflussen. Es gilt, dies alles immer wieder mit in den Blick zu nehmen, wenn von Schmerztherapie gesprochen wird.

Ursachen

Schmerzursachen können sein:

- durch den Tumor ausgelöste Schmerzen (z. B. Druck auf Nerven, Einwachsen des Tumors in Weichteilgewebe)
- durch die Behandlung bedingte Schmerzen (z. B. Nervenschmerzen nach Bestrahlung, Gewebeverletzung durch Bestrahlung)
- in Verbindung mit der Tumorerkrankung auftretende Schmerzen (z. B. Wundliegen infolge mangelnder Mobilität)
- unabhängig von der Tumorerkrankung auftretende Schmerzen.

Anzeichen

Ist der Kranke nicht mehr in der Lage (oder nicht willens) sich mitzuteilen, so ist es wichtig, die Anzeichen wahrzunehmen und richtig zu deuten, die auf Schmerzen hinweisen können. Solche Anzeichen sind:

- Körperhaltung (z. B. Schonhaltung durch Verlagerung des Gewichtes, durch Lagerung von Körperteilen wie Arm oder Bein)
- Mimik (Falten auf der Stirn, leidender Gesichtsausdruck)

- Sprache (deutliche Wortwahl oder Verschlüsselung: »Ich schlafe in letzter Zeit so schlecht…«)
- Stimme (leise, leidend, aggressiv, weinen, wimmern)
- Rückzug bis zur Isolation (Desinteresse an sich und der Umwelt, Kontakt zu anderen Menschen wird abgelehnt oder vermieden)
- Unruhe (Bewegungsdrang, Schlaflosigkeit)
- Berührungsempfindlichkeit und Abwehrhaltung (Körperkontakt wird abgelehnt, Verzicht auf Sexualität)
- Inaktivität (Vermeidung von Bewegung)

Schmerztherapie

Die Schmerztherapie hat zum Ziel, einen möglichst langen beschwerdegelinderten oder beschwerdefreien Zeitraum zu erreichen.

Je nach Art und Stadium der Erkrankung, je nach Heftigkeit und Art der Schmerzen kommen unterschiedliche Medikamente zum Einsatz. Jedes Medikament hat seine besonderen Eigenschaften. Einige wirken direkt am Ort der Schmerzentstehung, andere bekämpfen die Schmerzen über das Gehirn – das Schmerzzentrum – zentral.

Um den Erfolg einer Schmerztherapie zu sichern, sind einige Grundregeln unbedingt zu beachten:

1. vertrauensvolle und offene Zusammenarbeit zwischen Arzt, Patient und Angehörigen
2. regelmäßige Einnahme von Medikamenten nach festem Zeitschema
3. individuelle Dosierung, d. h. das vom Kranken geäußerte Ausmaß der Schmerzen bestimmt die Höhe der Schmerzmittelgabe
4. kontrollierte Dosisanpassung, d. h. bei Zunahme der Schmerzen erfolgt eine Dosiserhöhung, bei Abnahme der Schmerzen wird die Medikamentendosis reduziert

5. Die nächste Gabe der Medikamente muss erfolgen, *bevor* die Wirkung der vorhergehenden Dosis aufgebraucht worden ist, d. h. die Gabe der Medikamente erfolgt nach dem Prinzip der Antizipation.
6. vorbeugende Behandlung von Nebenwirkungen (wie Übelkeit, Erbrechen und Verstopfung) durch Begleitmedikation

Als Orientierungshilfe hat die Weltgesundheitsorganisation ein Stufenschema zur Schmerzbehandlung veröffentlicht:

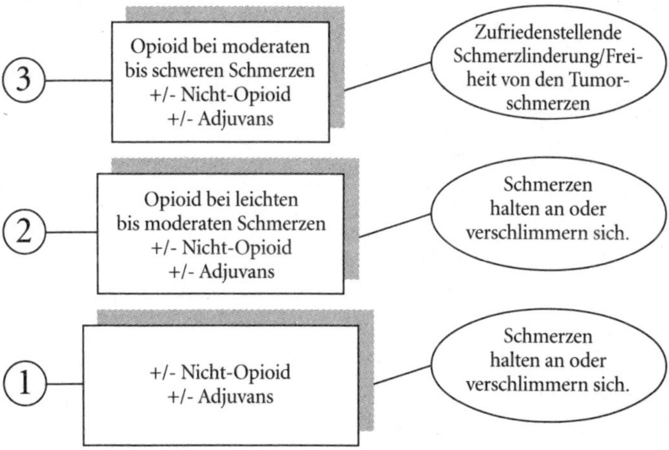

In der *Stufe I* werden geringe Schmerzen mit nichtopioidhaltigen (kein Morphin) Medikamenten behandelt, die überwiegend am Ort der Schmerzentstehung wirken. Hierzu gehören u. a. das Aspirin®, Novalgin® oder Paracetamol. Bei Knochen- und Weichteilschmerzen werden auch gerne Diclofenac und Ibuprophen eingesetzt. Diese Medikamente sind sowohl schmerzlindernd als auch entzündungshemmend und fiebersenkend. Sie haben nur dann einen anhaltend wirkenden Effekt, wenn sie ausreichend hoch dosiert sind und das Zeitschema streng eingehalten wird. Bei ausreichender Wirksamkeit können diese Medikamente über einen langen Zeitraum gegeben werden. Die Nebenwirkungen dieser Medikamente betreffen überwiegend den Magen-Darm-Trakt und sollten mit dem Ziel, den Magen zu schützen, vorbeugend mitbehandelt werden. Es gibt noch eine Reihe Medikamente gleicher Wirkung, jedoch anderer Hersteller.

Bei fortschreitendem Tumorwachstum und damit zunehmenden Schmerzen werden Medikamente der *Stufe II* (mittelstarke Opioide) eingesetzt. Hier finden u. a. Tramal® (Tramundin, Tramal long u. a.), Develin®, Valoron N® (Valoron N retard®) oder Codein kombiniert mit Medikamenten der Stufe I Anwendung.

Ist auch die Anwendung dieser Medikamente nicht ausreichend (starke bis stärkste Schmerzen), werden Medikamente der *Stufe III* eingesetzt, wozu man u. a. die Morphine rechnet. Die Einstiegsdosis wird mittels einer Tabelle errechnet, der die Dosierung der Medikamente der Stufe II zugrunde gelegt wird.

Den Opioiden der Stufe III kommt gerade in der Behandlung von Krebsschmerzen und bei verschiedenen Schmerzformen eine besondere Bedeutung zu. Medikamentennamen sind u. a.: Morphinsulfat, MST retard®, M-long®, Capros®, Kapanol® (verschiedene Namen => verschiedene Hersteller). Diese Substanzen werden in der Regel mit Medikamenten der Stufe I kombiniert, um eine optimale Wirkung zu erzielen.

Medikamente der Stufen II und III sollten nicht miteinander kombiniert werden. Kombinationen der Stufe I und II, sowie I und III sind jedoch in der Regel erforderlich.

Der Einnahmerhythmus hängt von der Wirkungsdauer eines Medikamentes ab, z. B. bei acht bis zwölf Stunden Wirkungszeit nimmt man zwei- bis maximal dreimal in 24 Stunden je eine Tablette. Opioide für Dauerschmerz sind »retardiert«. Das bedeutet, sie werden über mehrere Stunden nach der Einnahme gleichmäßig im Körper freigesetzt. Die Wirkung dieser Medikamentenart hält sehr viel länger an und ist gleichmäßig. Treten allerdings vor Ablauf der Zeit plötzliche Schmerzen (Durchbruchschmerzen) auf, nützt hier nur ein schnell wirksames Morphin (z. B. Sevredol® 10 oder 20 mg, Morphintropfen), das unmittelbar für Erleichterung sorgt. Das Einnahmeschema bleibt jedoch davon unberührt. Akut auftretende Schmerzen würden mit einer zusätzlichen Tablette der sonstigen retardierten Form erst viel später gelindert werden können, da diese Medikamente nur verzögert den Wirkstoff freisetzen.

Über einige Tage zwischenzeitlich regelmäßig auftretende Schmerzen sind ein Hinweis darauf, dass der Arzt die einzelne Dosis der jeweiligen Medikamente überdenken, gegebenenfalls erhöhen und so dem Krankheitsgeschehen anpassen muss.

Behandlung der Nebenwirkungen

Während einer wie hier beschriebenen Schmerztherapie gehört die Behandlung der zu befürchtenden Nebenwirkungen bei Einsatz eines mittelstarken oder starken Opioides vorbeugend (vor Auftreten einer Nebenwirkung) dazu.

Opioidbehandlungen gehen vielfach mit Übelkeit, Erbrechen und Verstopfung einher. Wenn die Begleiterscheinungen (Begleitsymptome) direkt mitbehandelt werden und Kranke und Angehörige über die Notwendigkeit und den Sinn informiert sind, muss es nicht zu unangenehmen zusätzlichen Belastungen kommen. Nach ein bis zwei Wochen der Opioideinnahme kann es sein, dass der Körper sich an das Medikament gewöhnt hat und die Übelkeit nachlässt.

Verstopfung mit unangenehmen Abführmaßnahmen muss nicht sein! Der gleichzeitige Einsatz von Abführmitteln (Bifiteral®, Movicol®, Laxoberal® o. a.) gehört zu den Regeln, die bei einer Schmerztherapie mit mittelstarken bis starken Opioiden unbedingt zu beachten sind. Dieses Begleitmedikament ist während des gesamten Behandlungszeitraums im Einsatz.

Eine viel genannte Begleiterscheinung der Opioide ist die Müdigkeit. Quälen Kranke sich mit Schmerzen, ist die Nachtruhe gestört und der Schlaf wird von Schmerzattacken unterbrochen. Erlangte Schmerzfreiheit oder -linderung lassen wieder ungestörten Schlaf zu. So fühlen Kranke sich nach einigen Tagen wieder wach und ausgeruht. Manchmal berichten Kranke, nach einer längeren Behandlung öfter mal einzuschlafen. Im Verlauf einer schweren Erkrankung brauchen viele Kranke mehr Ruhe und Schlaf als in gesunden Tagen.

Finden alle Regeln Beachtung? Dies sollte immer wieder überprüft werden. Eine schwere Erkrankung an sich ist Leid genug, hier sollten Behandlungsdefizite möglichst vermieden werden.

Medikamentendarreichungsformen

Medikamente zur Schmerzbekämpfung gibt es in verschiedenen Darreichungsformen und können so auf unterschiedliche Weise in den Körper gelangen:

Tabletten, Dragees, Kapseln und Tropfen

Sie werden geschluckt und erleichtern damit die Durchführung der Schmerztherapie im häuslichen Bereich ganz wesentlich. Es wird ein hohes Maß an Unabhängigkeit erreicht.

Granulat

Granulat ist für Kranke mit Schluckbeschwerden oder für Kranke mit einer Magensonde geeignet.

Zäpfchen

Zäpfchen werden über den Darm verabreicht und so über die Darmschleimhaut in den Körper gebracht.

Pflaster

Pflaster werden auf die Haut (Brust, Rücken, Oberarm) geklebt. Die Haut wird mit der Schere von der Behaarung befreit und darf keine Verletzungen aufweisen. Der Pflasterwechsel erfolgt alle 72 Stunden. Erst nach sieben Tagen darf eine schon einmal beklebte Hautregion wieder genutzt werden. Die Wirksubstanz wird in gleichbleibender Menge über die Haut in die Blutbahn abgegeben. Bei Beginn der Pflastertherapie muss in den ersten zwölf Stunden die orale (Mund-Magen-Darm-)Therapie fortgesetzt werden. Bei Umstellung auf Tabletten oder eine andere Verabreichungsform muss man wissen, dass die Pflasterwirkung noch bis zwölf Stunden nach Entfernung des Pflasters anhält. Das Pflaster bietet den Vorteil, dass die Beschwerden hinsichtlich der Darmträgheit nicht so ausgeprägt sind wie bei der Einnahme von Tabletten.

Spritzen

Erst wenn keine andere Möglichkeit der Verabreichung eines Schmerzmittels besteht, wird auf Injektionen (Spritzen) umgestellt. Auf diese Art sind einmalige Verabreichungen oder auch kontinuierliche Medikamentenabgaben mittels einer kleinen Pumpe möglich. Bei akut auftretenden Schmerzen können Kranke oder deren Angehörige durch Tastendruck eine akut notwendige Menge (»Extrabolus«) verabreichen. Die Dosierung wird bei Beginn einer Schmerztherapie in dieser Form vom Arzt genau errechnet und der Apparat entsprechend eingestellt. In der Regel werden Spritzen vom Arzt und von Pflegekräften verabreicht. Spezialisierte Pflegedienste stehen den Kranken und deren Angehörigen in 24-Stunden-Rufbereitschaft zur Seite. So kann auf Wunsch der Kranken und ihrer Familien häufig ein Krankenhausaufenthalt vermieden werden.

Grundsätzlich gilt: Je bequemer die Einnahme, desto besser für Kranke und Angehörige.

Unter dem Blickwinkel einer fortschreitenden Erkrankung ist die Schmerztherapie als Prozess zu sehen, in dem die Schmerzen und das Befinden sich verändern und die Therapie angepasst werden muss. Um das Ziel, größtmögliche Lebensqualität bis zum Lebensende, zu erreichen, ist die Fachkompetenz des Arztes und des Pflegedienstes gefordert. Die Verantwortung der durchgeführten Schmerztherapie liegt beim Arzt.

Schmerzpatienten zu Hause zu pflegen, macht vielen Angehörigen immer wieder Angst und schafft Unsicherheit. Einen Schmerzeinbruch mitzuerleben, ohne konkret helfen zu können, verursacht Ohnmacht. Scheuen Sie sich nicht, bei einer aus Ihrem Erleben nicht ausreichenden Schmerzbehandlung den Arzt anzusprechen und lassen Sie sich nicht abschütteln! Die zum Ausdruck gebrachten Wahrnehmungen, gerade auch bei Menschen mit durch die Erkrankung verursachten Kommunikationsstörungen, müssen unbedingt ernst genommen werden.

Eine vergessene Einnahme ist nicht tragisch. Weichen Sie nicht von dem bisherigen Zeitschema ab! Nehmen Sie die nächste Ration, wenn diese regulär an der Reihe wäre. Sollten vorher Schmerzen auftreten, nehmen Sie ein schnellwirksames Morphin, das Sie in jedem Fall vorrätig haben sollten. Änderungen der Schmerzhäufigkeit und Schmerzstärke besprechen Sie bitte immer mit Ihrem Arzt. Er ist verantwortlich für die Verordnung von Medikamenten und ergänzenden Therapien. Ergänzende Therapien sind hier nicht als Rehabilitation, sondern zur Erhaltung der eigenen Fähigkeiten trotz Fortschreiten der Erkrankung zu verstehen. Fühlen Sie sich unverstanden, benennen Sie Ihre Gefühle und lassen Sie sich Bedenken genau erklären. Nur Offenheit kann zu einer wirksamen Therapie verhelfen. In der Praxis erleben wir immer wieder, dass »Schmerzfreiheit« ein sehr hohes Ziel ist, das nicht bei jedem Kranken erreicht werden kann. Eine zufriedenstellende Schmerzlinderung ist bei Ausschöpfung aller Möglichkeiten jedoch meistens erreichbar.

Vorurteile bei der Schmerztherapie

Opioide werden auch heute noch oft mit Drogen und Sucht in Verbindung gebracht. Leider trifft dies nicht nur auf Laien, sondern auf alle Berufsgruppen des Gesundheitswesens zu.

Bei richtiger Anwendung moderner, retardierter Opioide wird das Opioid verzögert freigesetzt, die anregende Wirkung fällt weg und damit das Verlangen, die Dosis zu erhöhen. Nimmt die Schmerzstärke im Krankheitsverlauf zu, verhält es sich anders. Hier muss die Dosis des Medikamentes erhöht werden, was aber nicht als Anzeichen für Sucht oder Abhängigkeit gewertet werden darf.

Ein weit verbreitetes Vorurteil ist, dass Opioide benommen machen bis zu dem Zustand, nicht mehr klar denken und an der Umwelt teilhaben zu können. Das Gegenteil ist der Fall: Sind Schmerzen in ausreichendem Maße gelindert, nehmen Kranke ihre Umwelt wieder bewusster wahr und fühlen sich in der Lage, auch am Alltagsleben der Angehörigen teilzunehmen und eigene Aktivitäten zu wagen. Der starke Schmerz beherrscht nicht mehr das Denken und Fühlen, Körper und Geist fühlen sich entlastet und befreit.

Linderung psycho-sozialer Schmerzen

Die Begleitung durch die Angehörigen hat große Auswirkungen auf den Erfolg der Schmerztherapie. Von der Familie, Freunden und Kollegen nicht vergessen zu sein ist für Kranke ein gutes Gefühl. Sie spüren Solidarität und Mitgefühl. Wenn ein Chef immer ein Chef bleibt, auch wenn er sich in der Erkrankung schwach fühlt, hat er seinen sozialen Status nicht verloren. Wenn früher gern gegebener Rat heute noch gefragt ist, wird persönliche Wertschätzung gezeigt. Die Einbeziehung in das tägliche Leben tut gut, und so kann auch das Schmerzerleben positiv beeinflusst werden. Menschen mit schwerer Erkrankung und Sterbende leiden oft unter Identitätsverlust. Durch körperliche

Einschränkungen werden sie oft nicht als selbstbestimmte Menschen wahrgenommen. Entscheidungen werden *für* sie, nicht *mit* ihnen getroffen. Es wird *über* sie, nicht *mit* ihnen geredet. Schwerkranke haben vielfach nicht die Kraft, sich zu wehren, aber ihr Schmerzerleben wird unbewusst auch dadurch beeinflusst. So sollte Kranken immer wieder Mut gemacht werden, sich mit ihren Wünschen und Bedürfnissen einzubringen und nicht alles über sich ergehen zu lassen. (»Man tut doch schon so viel für mich, da kann ich doch nicht noch meckern.«) Aber ohne Signale der Kranken sind wir vielleicht auf dem »Holzweg«.

Ein weiterer wichtiger Faktor, der psychosozialen Schmerz auslösen kann, ist der Arbeitsplatzverlust. Finanzielle Unsicherheit wirkt sich in der Erkrankung besonders schwer aus, vor allem mit der Gewissheit, nie mehr arbeiten zu können. Der soziale Status, zum Beispiel der Ernährer zu sein oder die Mutter, die stets den Rücken des Ehemannes bezüglich der Kindererziehung frei von Pflichten gehalten hat, verändert sich plötzlich. Es ist ein großer Lernprozess für Schwerkranke, nun die Rolle des Hilfsbedürftigen einnehmen zu müssen und andere für sich arbeiten zu lassen. Auch dies kann körperlichen Schmerz verstärken. Angst vor dem Krankheitsverlauf, vor dem Weg des Sterbens und vor dem Tod sind eine häufige Begleiterscheinung bei Menschen mit Schmerzen, die dadurch noch eine andere, größere Dimension einnehmen können.

Neben der medikamentösen Schmerztherapie ist die Form der menschlichen Begleitung eine besondere Herausforderung und Aufgabe. Kranke brauchen neben Medikamenten noch unterstützende, begleitende Maßnahmen. Hier reicht die Palette von Physiotherapie (Bewegungstherapie, Lymphdrainage, Massage) über Gespräche mit dem Arzt, der Seelsorgerin/dem Seelsorger bis hin zu eigenen Möglichkeiten wie Entspannungstraining.

Edeltraud Antonczyk

Welche **Wünsche und Bedürfnisse** haben Schwerkranke und ihre Begleiter?

Die Pflege und Begleitung eines schwerkranken und sterbenden Menschen orientiert sich an seinen Wünschen und Bedürfnissen. Ziele sind:

- Verminderung von begleitenden Beschwerden
- Verbesserung der Lebensmöglichkeiten
- Ermöglichung neuer Lebenserfahrungen.

Das Leben mit einer unheilbaren Erkrankung ist für die Kranken und deren Nahestehende eine neue Erfahrung. Beide suchen nach Wegen, die Lebensmöglichkeiten zu verbessern. Die Orientierung an den Wünschen und Bedürfnissen ist nicht ausschließlich zu verstehen, sicher gibt es immer Situationen, in denen verhandelt werden muss. Es ist wichtig und richtig, sich ebenso an den Fähigkeiten eines Kranken und auch des Angehörigen zu orientieren. Flexibilität ist gefragt, um sich immer wieder mit dem Ausmaß von Aktivitäten auf die Tagesform des Kranken einzustellen. Auch Menschen mit schwerer Erkrankung oder Sterbende haben ihre Fähigkeiten und möchten ihr Leben aktiv mitgestalten.

Im Laufe einer schweren Erkrankung verändern sich Wünsche und Bedürfnisse. Auch das gehört zum Alltag und ist für Angehörige und Nahestehende oft schwer nachzuvollziehen.

Das Bedürfnis nach Intimität, nach Berührung und Wärme, nach Sicherheit und Mitgefühl ist unabhängig vom Alter und von der Krankheitssituation eines Menschen.

Ein Gespräch mit dem Arzt, der Informationen zu Therapienebenwirkungen und Einschränkungen durch Medikamente geben kann, verhilft zu Klarheit und mehr Gelassenheit, nimmt Druck und vielleicht auch das schale Gefühl, »nicht mehr richtig zu funktionieren«. Die Sorge, der gesunde Partner könne sich abwenden, wird durch ein offenes Gespräch erst deutlich. Haben Partner die gleichen Informationen, sind sie vielleicht entspannter im Umgang miteinander.

Der Austausch von Zärtlichkeiten gibt Nähe, zeigt Wertschätzung und hilft, Angst abzubauen. Möglicherweise werden neue Wege in der Sexualität gefunden und das Problem der Versagensangst verliert an Gewicht.

Der Wunsch nach Nähe zu den Liebsten ist bei Sterbenden ebenso Schwankungen unterworfen wie die Gelüste auf besondere Speisen und Getränke.

Über Essen drückt sich Zuwendung und Wertschätzung aus. Manche Kranke essen, um ihren Angehörigen einen Gefallen zu tun. »Sie haben sich so viel Mühe gegeben, mein Leibgericht zu kochen und nun habe ich keinen Appetit mehr. Aber ich muss doch etwas essen, sonst kommt meine Tochter vielleicht nicht mehr.«

An dieser Stelle möchte ich pflegende Angehörige ermutigen, der Realität ins Auge zu schauen und sich selbst zu fragen, wer hier eigentlich wem einen Gefallen tut.

Wie sieht es mit seelisch-geistigen Bedürfnissen aus? Auch wenn jemand in den letzten Jahren mit der Kirche »nichts am Hut« hatte, können Lebenskrisen dazu führen, dass der Pfarrer oder die Pfarrerin wieder gefragt ist. Seelsorger/innen ergänzen die Arbeit der Pflegenden, Ärzte und anderer Berufsgruppen, die zum Wohle eines schwerkranken und sterbenden Menschen tätig sind. Mit Seelsorgern kann man über »Gott und die Welt« sprechen. Welche Themen angesprochen werden, entscheidet der

Kranke. »Warum ich und warum jetzt?« oder »Was war mein Leben?« sind häufige Fragen an den Seelsorger/die Seelsorgerin. Ein Text oder ein Gebet können Trost spenden. Vielleicht gibt es offengebliebene Wünsche, die nicht mehr erlebt werden können? Das Leben zieht vorbei, die Frage: »Habe ich alles erledigt, um ›in Ruhe‹ gehen zu können?« kommt auf. Es kommt durchaus vor, dass Sterbende mit dem Gemeindeseelsorger ihre Beerdigung besprechen möchten.

Vielleicht brauchen auch Sie als Angehörige/r in dieser Zeit der Begleitung seelsorgerlichen Beistand?

Einen schwerkranken und sterbenden Menschen zu pflegen und zu begleiten bedeutet Grenzerfahrung. Sie sind plötzlich gefordert, sich mit Sterben und Tod auseinander zu setzen. Plötzlich müssen Sie an etwas denken, was Sie bisher immer verdrängt haben. Wo Ihre Grenze der Belastbarkeit ist, inwieweit Sie Nähe und Distanz erleben möchten und ob und wie lange Sie auch ohne Aktivitäten »aushalten« können, können nur Sie, liebe Leserin, lieber Leser entscheiden und auch aussprechen. Ihre Wahrnehmung bezüglich Ihrer eigenen Belastbarkeit berechtigt Sie, sich abzugrenzen und gegebenenfalls Unterstützung durch weitere Hilfsangebote zu prüfen und anzunehmen – auch gegen den Widerstand des Kranken. Ein offenes Gespräch, eventuell zusammen mit dem Hausarzt, kann Kranke davon überzeugen, diese Grenze zu akzeptieren. Sobald Kranke spüren, dass Ihnen Zuwendung dadurch nicht verloren geht, sondern dass ihr Angehöriger ausgeglichen und kraftvoll bleibt und ihr Leben dadurch Sicherheit erfährt, sind sie meistens sehr dankbar.

Edeltraud Antonczyk

Wie kann ich mich als pflegender Angehöriger **auf das Sterben vorbereiten?**

»Was kann ich tun?« Diese Frage begegnet uns immer wieder. Die Bereitschaft zur Akzeptanz einer zum Tode führenden Erkrankung ist ein wichtiger Schritt. Dazu kommt die bewusste Wahrnehmung der körperlichen Veränderungen eines Menschen und seiner seelischen Auseinandersetzung mit der Krankheit. Im genauen Hin- und Zuhören in der Pflege und Begleitung eines schwerkranken Menschen können gesunde Begleiter erfahren, was Kranke sich wünschen, wie sie selbst ihre Situation einschätzen und wie nah sie sich dem Leben oder dem Tod fühlen. In ihrem Verhalten drücken Menschen aus, wie stark oder schwach sie sich fühlen. Genaues Hinsehen und Hinhören ermöglicht den Begleitern mitzugehen, ja vielleicht Schritt zu halten.

Höhen und Tiefen gehören zum Alltag. Besonders gute Tage, die es auch im Krankheits- und Sterbeprozess gibt, dürfen Sie als Geschenk annehmen, ohne in falsche Hoffnungen zu verfallen und unrealistische Pläne zu schmieden. Echte Hoffnung zu vermitteln ist aber eine wichtige Aufgabe der Gesunden. Hoffnung auf menschliche Zuwendung (»Wenn du willst, musst du nicht allein sein.«) und Hoffnung auf Beschwerdelinderung bei Schmerzen, Atemnot, Übelkeit und Erbrechen sind realistische Ziele.

In der letzten Lebensphase ändert sich der zeitliche Rhythmus. Die Aktivitäten des Sterbenden lassen nach, ebenso wie die Aktivitäten der Nahestehenden. Das Organisieren und Managen, welches in vorherigen Phasen notwendig war, ist jetzt vorüber. Jetzt bedarf es nicht mehr des vielen Tuns, sondern des Daseins, des Mitaushaltens, des Präsentseins, des Wachseins mit allen Sinnen. Ruhe und eine besondere Atmosphäre treten ein. Neue Möglichkeiten, eine Beziehung aufrecht zu erhalten und weiterhin Gemeinsamkeit zu erleben, bieten sich. Die Zeit des Sterbens ist eine Zeit des Lebens, und alle Beteiligten können diese Zeit nutzen, um letzte Dinge zu regeln. Die Hoffnung auf ein Leben nach dem Tod und auf ein Wiedersehen kann tröstlich sein. Manchmal wird der Tod erlösend erlebt.

Jeder Mensch geht im Leben wie im Sterben seinen ihm eigenen Weg. Manche Menschen brauchen und nehmen im Sterben etwas Abstand von der Umwelt. Manchmal machen sie ihren Liebsten Mut, gedanklich ihr Leben ohne sie einzurichten. Manche Sterbende brauchen das Einverständnis ihrer Liebsten, gehen zu dürfen. Die Gewissheit darum, dass für die Zurückbleibenden alles geregelt ist, dass Kinder oder Partner ihr Leben meistern werden, kann das Loslassen ermöglichen. Manchmal sind wir Zurückbleibenden diejenigen, die die Nähe der Sterbenden viel mehr brauchen als sie uns, weil wir sie nicht gehen lassen wollen.

Christiane Dommach

Was geschieht **in den letzten Wochen, Tagen und Stunden** des Lebens?

Jedes Sterben, jeder Tod hat durch den Menschen, der ihn durchlebt, ein ganz persönliches Gesicht. Sterben bedeutet Abschied zu nehmen.

Ich möchte meine Begegnung mit einer Frau, die wir im Hospiz begleiteten und deren Leben und Sterben mich sehr beeindruckt haben, mit Ihnen teilen.

Frau W. kam ins Hospiz, da ihre Krebserkrankung weit fortgeschritten war und sie zu Hause nicht mehr alleine leben konnte. Ihre zwei berufstätigen Kinder konnten sie zu Hause nicht mehr begleiten und pflegen, besuchten sie aber regelmäßig im Hospiz. Frau W. fiel es nicht leicht, ihre schöne Wohnung zu verlassen. Die ersten Tage trauerte sie stark, dann begann sie mit den Worten: »Wenn das schon mein letzter Lebensraum ist, will ich es gemütlich haben«, ihr Zimmer einzurichten. Die Kinder mussten Bilder, Teppiche, Lampen, Blumen, eine Säule mit Fischen aus ihrer Wohnung mitbringen, bis alles ihrem Geschmack entsprach. Die nächsten Tage vergingen, ihre Befindlichkeit war schwankend mit der Tendenz zur langsamen Verschlechterung. Da begann sie sich über ihre Beerdigung Gedanken zu machen. Sie machte mit unserer Hilfe (für ihre Kinder war die Offenheit, noch zu Lebzeiten über die Bestattung zu sprechen, nicht auszuhalten) einen Termin mit einem Bestatter, um alles zu besprechen. Sie suchte sich einen hellblauen Sarg aus, der an den Kanten dunkelblau abgesetzt war, mit den Worten: »Ich möchte nicht in so einem eintönigen Sarg beerdigt werden.«

Am Abend des folgenden Tages füllte sie in die Säule mit den Fischen, die bisher auf dem Trockenen lagen, Wasser ein, schaute sich in ihrem Zimmer um, sagte mit zufriedener Stimme: »Jetzt ist alles fertig.« Am darauffolgenden Tag starb sie.

Mich beeindruckt und bewegt, wie Frau W. ihren ganz persönlichen Weg gegangen ist, wie sie ihr Leben vollendet hat.

Seelisches Erleben

In den letzten Wochen und Tagen nimmt das Ruhe- und Schlafbedürfnis des Sterbenden zu. Er scheint fast nur noch zu schlafen, die Wachphasen werden kürzer. Der Tag-Nacht-Rhythmus kann sich umkehren, da die Nächte dafür prädestiniert sind, Ängste besonders deutlich spürbar zu machen, Gedanken sind besonders stark präsent und lassen keine Ruhe finden. Das Licht des Tages, die Nähe der Menschen und die gewohnten Geräusche dagegen geben die Sicherheit, sich fallen zu lassen und sich dem Schlaf anzuvertrauen. Äußere Einflüsse wie Fernsehen, Zeitung, Radio, Besuche von Nachbarn und Bekannten verlieren ihre Wichtigkeit und ihre Bedeutung. Die Gruppe der Menschen, von denen der Sterbende Besuche wünscht, wird kleiner. Er zieht sich mehr und mehr von der Außenwelt zurück in sein Innerstes. In den Phasen der Ruhe verarbeitet er vieles, auch wenn dies für Außenstehende nicht sichtbar ist. Unserer Wahrnehmung nach spüren viele Menschen, dass sie sterben, auch wenn sie es nicht nach außen formulieren. Einige drücken dies jedoch auch deutlich aus. In Träumen und im Halbschlaf hält ein Sterbender Rückschau auf sein Leben, zieht Bilanz. Das kann dadurch geschehen, dass er sich mit seinen Gedanken in die Vergangenheit begibt, in seine eigene Welt, die nicht der realen, gegenwärtigen entspricht. Häufig werden Gespräche, berufliche Werdegänge oder auch unverarbeitete, bisher gut abgedeckte Erfahrungen sichtbar und treten an die Oberfläche, wollen benannt oder bearbeitet werden. Das Aufarbeiten kann ganz für sich alleine geschehen, aber auch im Austausch mit Nahestehenden, Seelsorgern und Pflegekräften können Erinnerungen Raum erhalten. Dieses »Raum geben« besteht auch in einem stillen, mitfühlenden Dasein, wenn es dem Sterbenden zunehmend schwer fällt, sich mitzuteilen. Die Konzentrationsfähigkeit lässt nach, die Sprache wird leiser, schwerer verständlich und es bedarf eines guten Zuhörens und sich Einfühlens. Kontakte und Begegnungen brauchen ihre Zeit und sind von Zeiten des Schlafes unterbrochen. Wenn Gespräche zunehmend anstrengender werden, kann das Vorlesen aus einem Buch eine neue gemeinsame Erfahrung sein, Anknüpfung an gemeinsame Erlebnisse bieten oder die Zeit vertreiben.

Es beginnt eine Zeit der Zeitlosigkeit, sowohl für den Sterbenden als auch für seine Nahestehenden. Stunden und Minuten, Tage und Nächte verlieren ihre Bedeutung, alles ist auf das Sterben konzentriert. Kommt der Sterbende aus seinem Schlaf, verliert er Zeit und Orientierung. Es kann sein, dass er nahestehende Menschen zuerst oder auch gar nicht erkennt. Dies geschieht dadurch, dass der Sterbende sich immer mehr von unserer Realität entfernt und in seiner eigenen Realität lebt. Ausdrucksform dafür ist, dass er andere Menschen, manchmal verstorbene Angehörige und Freunde, wahrnimmt, die für uns nicht sichtbar sind. Er sieht sie im Zimmer stehen, nimmt Kontakt mit ihnen auf, spricht mit ihnen, fühlt sich von ihnen abgeholt. Sprechen Sie ihm seine Realität nicht ab, sondern versuchen Sie, sich darauf einzulassen. Ich erinnere mich an eine Frau, die mir erzählte, dass letzte Nacht ihr Bruder, der einige Monate zuvor verstorben war, im Sessel am Fußende ihres Bettes gesessen habe und sie abholen wollte. Sie habe ihm geantwortet, dass sie noch etwas Zeit brauche. Er verschwand daraufhin wieder. Sie hat sich diese Zeit genommen und starb etwa vier Wochen nach diesem Erlebnis.

Es kann sein, dass Sterbende Namen von Nahestehenden rufen. Hier besteht kein Unterschied, ob diese noch leben oder schon verstorben sind. Der Ruf nach der Mutter tritt häufig auf. Sterbende bringen ihre Wahrnehmung über die Nähe des Todes und den Prozess, den sie vollziehen, durch eine Sprache in Bildern und Symbolen zum Ausdruck. Aussagen wie » Ich will nach Hause!« können über das räumlich begrenzte Zuhause hinausreichen und das »Zuhause« in einer anderen, allumfassenden, göttlichen Dimension, wie immer der Sterbende sich dies vorstellt, einschließen. Die Aussage »Ich habe meine Koffer gepackt« kann symbolisieren, dass er bereit ist für seine letzte große Reise, ebenso das Planen von Reisen, die unrealistisch sind, und das Erfragen von Bus- oder Bahnverbindungen. Uhren und Zeit spielen eine große Rolle. Der Sterbende verlangt vielleicht, dass eine Uhr in sein Sichtfeld gestellt wird. Die Frage »Wie spät ist es?« kann ständig wiederholt werden. Alles kann auf den nahen Zeitpunkt des Todes hinweisen.

In den letzten Lebenstagen können sich Ängste und Empfindungen noch einmal verändern und intensivieren: Angst vor zunehmenden körperlichen Beschwerden und geistigem Verfall, Angst, anderen zur Last zu fallen, Angst zu leiden, Angst zu sterben, Angst vor dem Alleinsein, Trauer darüber, die Nahestehenden zu verlassen, Kinder und Familie unversorgt zurückzulassen. Sie finden unter anderem in Mimik und Gestik sowie durch Unruhe und Bewegungsdrang ihren Ausdruck.

Der Sterbende hält es in seinem Bett nicht mehr aus. Er verspürt den Wunsch aufzustehen, auf der Bettkante zu sitzen (Bettflucht). Geben Sie diesem Wunsch im Rahmen des Möglichen Raum, helfen Sie dem Kranken, sich auf die Bettkante zu setzen, auch wenn es nur für ein paar Minuten ist. Oft reichen kurze Momente, damit er spürt, dass aufgrund von Kraftmangel mehr nicht möglich ist. Gleichzeitig reichen diese wenigen Minuten, um ihn ruhiger werden zu lassen.

Andererseits kann der Sterbende den Wunsch verspüren, gar nicht ins Bett zu gehen. Das Nächtigen im Sessel oder auf dem Sofa wirkt auf ihn beruhigender als in sein Bett zu gehen. Hintergrund kann die Angst sein, dass die meisten Menschen im Bett sterben und so der Angst zu sterben oder dem Wunsch, noch nicht sterben zu wollen, Ausdruck verliehen wird.

Die Angst Sterbender wird durch die Anwesenheit anderer Menschen, durch ihre Nähe, ihre Zuneigung, ihre Liebe, ihre Berührung gelindert oder vielleicht sogar genommen. Sie erfahren dadurch Geborgenheit und Sicherheit. Musik bietet die Möglichkeit zur Entspannung. Vorlesen, Erzählen, sich Beschäftigen bringt Ablenkung. Falls all diese Angebote nicht ausreichen, um die Ängste des Sterbenden zu lindern, bedarf es einer zusätzlichen medikamentösen Therapie mit angstlösenden Medikamenten. Ängste und Unruhe können die Anwesenheit von Nahestehenden über lange Zeiträume oder dauerhaft nötig machen. Wechseln Sie sich ab, überlegen Sie, wen Sie aus Ihrem Freundes- und Bekanntenkreis um Unterstützung bitten können, sprechen Sie Besuchszeiten ab. Planen und fixieren Sie diese Zeiträume schriftlich und geben Sie diese allen Beteiligten, damit die Ablösung reibungslos klappt.

Körperliche Veränderungen

In den letzten Tagen vor Eintritt des Todes wandeln sich der Körper und das Aussehen:

- Das Gesicht wird schmaler.
- Die Augen sind halb geöffnet, auch während der Schlaf- und Ruhephasen.
- Der Blick geht in die Ferne, fixiert keinen Punkt im realen Raum.
- Der Mund ist geöffnet.

- Arme und Beine werden nicht mehr gut durchblutet, fühlen sich kalt an und weisen eine bläuliche Verfärbung auf.
- Der Blutdruck sinkt.
- Der Puls wird unregelmäßig und ist schlecht zu tasten.
- Die Atemzüge können schneller werden oder langsam, flach und oberflächlich mit Atempausen unterschiedlicher Länge.
- Im Rachenraum kann durch Schleimabsonderungen, die nicht mehr abgehustet werden können, ein rasselndes Atemgeräusch entstehen. Dieses wird von Sterbenden nicht mehr so wahrgenommen, aber für Nahestehende wirkt es beängstigend, da der Eindruck entsteht, dass der Sterbende erstickt. Das Hochstellen des Kopfteiles kann Abhilfe schaffen.
- Der Körpergeruch verändert sich. Diese Veränderung kann bei Krebskranken schon sehr früh auftreten. Er kann durch Waschungen gemindert werden. Duftlampen im Raum helfen, den Geruch nicht so intensiv werden zu lassen.

In den letzten Lebenswochen und -tagen verändern sich das Körpergefühl und die Körperwahrnehmung. Im Verlauf des Sterbeprozesses bedarf es eines sensiblen Umgangs bezüglich der Unterstützung des Körpergefühls durch Ausstreichungen und Massagen. Was einige Wochen vor dem Tod noch notwendig und angenehm war, um die Orientierung zu erhalten und Hilfe zur Körperlichkeit gab, kann einige Tage vor dem Tod zu viel sein. Zum Tode hin verändert sich die Wahrnehmung, indem sie sensibler und empfänglicher wird. Dadurch kann jetzt eine Berührung, die Tage zuvor noch gut tat, auf einmal zu viel sein. Das Streichen über die Haut, der Druck bei einer Massage sollte nur noch ganz leicht geschehen. Das Massieren der Füße kann zu viel sein, während das der Hände noch als angenehm empfunden wird. Genaue Beobachtung des Sterbenden, seiner Mimik und Gestik, das innere Gespür für die Situation sind leitend. Fragen, was ihm gut tut und was nicht, sind genauso wichtig.

Zur Kontaktaufnahme bei Schlafenden oder Ruhenden empfiehlt sich neben der Ansprache, die erste Berührung am Körperstamm, z. B. an der Schulter, vorzunehmen.

Kleidung und Decken können für den Sterbenden zu schwer und zu einengend sein. Er verspürt das Gewicht der Bettdecke als Last und kann sie nicht ertragen. Er befreit sich davon, mag nur unter einem dünnen Laken liegen oder ganz ohne. Kleidungsstücke bereiten oft am Hals und auf der Brust ein Engegefühl. Er fühlt sich mit aufgeknöpfter Schlafanzugjacke, mit weitem Halsausschnitt im Nachthemd oder ganz ohne Oberbekleidung am wohlsten.

Die Wärme- und Kälteempfindung weicht von dem, was man als normal ansieht, ab. Er kann innere Hitze empfinden, obwohl sich seine Arme und Beine kalt anfühlen oder großes Kältegefühl breitet sich trotz dicker Kleidung und Daunendecke aus. Reagieren Sie auf die jeweilige Empfindung des Sterbenden, entweder durch lockeres Abdecken des Körpers mit Badetuch oder Bettlaken oder dem Zuführen von Wärme über angewärmte Handtücher, Wärmflasche oder Getreidekissen.

Die Bewusstseinslage kann sich verändern. Manche Menschen fallen in den letzten Tagen in ein Koma. Sie reagieren dann nicht mehr oder nur sehr verzögert auf äußere Reize. Aussagen wie: »Der bekommt ja doch nichts mehr mit«, sind nicht zutreffend. Auch Menschen, die aus unserer Sicht nicht bei Bewusstsein sind, haben eine Wahrnehmung für Sprache, Gefühle, Berührung und Schwingung im Raum. Der Gehörsinn ist der letzte der fünf Sinne, der schwindet. Sprechen Sie mit dem Sterbenden, geben Sie ihm Liebe und Zuwendung. Auch jetzt ist es noch möglich, auszusprechen, was gesagt werden möchte. Musik kann zur Entspannung und als Begleitung während des Sterbeprozesses hilfreich sein.

Christiane Dommach

Was muss und was kann ich nach dem **Eintritt des Todes** tun?

Nachdem sich der Zustand des Sterbenden zunehmend verschlechtert hat, tritt der Zeitpunkt des Todes ein. Manchmal geschieht es, dass der Nahestehende im Augenblick des Todes gerade nicht im Raum ist, weil er kurz telefoniert oder sich einen Kaffee holt. Manche Sterbende nutzen diesen Moment, um zu gehen, vielleicht weil es ihnen so leichter fällt, diese Welt und ihre Lieben zu verlassen.

Der Tod tritt ein, wenn Atmung und Herzschlag aufhören. Schauen Sie auf die Uhr, um später den Zeitpunkt des Todes genau benennen zu können.

Lassen Sie sich gerade jetzt Zeit. Gehen Sie nicht direkt zum Handeln über. Geben Sie der Seele, dem Geist Zeit, den Körper zu verlassen. Nehmen Sie sich die Zeit zum Abschied nehmen und zum Verstehen, dass das, worauf alles hinauszielte, nun eingetroffen ist. Vielleicht erleichtern Ihnen Gebete oder Worte, die Sie dem Verstorbenen mitgeben möchten, den endgültigen Abschied. Sie können Kerzen anzünden, machen Sie das, was dem Verstorbenen und Ihnen gut tut, geben Sie dem Abschied eine Gestalt.

Nachdem eine für Sie angemessene Zeit vergangen ist, beginnen Sie mit den organisatorischen Dingen, die getan werden müssen. Informieren Sie den Hausarzt vom Tod des Angehörigen. Dieser wird kommen, den Tod feststellen und den Totenschein ausstellen. Sprechen Sie mit dem Hausarzt im Vorfeld ab, ob Sie ihn bei Eintritt des Todes in der Nacht informieren sollen. Der Totenschein muss unverzüglich vom Hausarzt ausgefüllt werden. Die Kosten für das Ausstellen des Totenscheines übernimmt nicht die Krankenkasse. Sie erscheinen auf der Rechnung des Bestatters. Wissen Sie im Vorfeld, dass Ihr Hausarzt nicht zu erreichen sein wird und Sie zur Feststellung des Todes den diensthabenden Notarzt informieren müssen, ist es hilfreich, schriftliche Informationen bezüglich der Krankheit vor Ort zu haben, z. B. in Form von Arztbriefen. Anderenfalls muss der Notarzt wegen unklarer Todesursache die Polizei einschalten. Dieser Abschluss einer Begleitung wäre für Sie als Angehörige sehr belastend und kann vermieden werden.

Versorgung des Verstorbenen

Für Sie als Nahestehende besteht die Möglichkeit, den Verstorbenen zu waschen und zu kleiden und dies nicht einem Bestattungsinstitut zu überlassen. Diese Handlung kann einer der letzten Liebesdienste für Nahestehende an ihrem Verstorbenen sein und gibt Ihnen die Möglichkeit, den Tod im wahrsten Sinne des Wortes »zu begreifen«. Vielleicht hat der Verstorbene im Vorfeld für sich entschieden, was er im Tod tragen möchte oder Sie als Nahestehende suchen Kleidung aus, die er besonders mochte. Die Versorgung des verstorbenen Angehörigen sollte in den nächsten ein bis zwei Stunden geschehen, bevor die Leichenstarre etwa zwei bis drei Stunden nach dem Tod eintritt. Eines der ersten Gelenke, das von der Starre betroffen ist, ist das Kiefergelenk, so dass das Einsetzen der Zahnprothese kurz nach dem Tod geschehen sollte. Ein gerolltes Handtuch unter dem Kinn hält den Mund geschlossen (heute wird das Kinn nicht mehr hochgebunden). Während der Waschung und dem Drehen auf die Seite kann es sein, dass Körperflüssigkeit austritt, da die Muskulatur erschlafft. Aus der Lunge entweicht die restliche Luft, was sich wie ein Atemzug anhört, aber mit der Atmung nichts mehr zu tun hat. Katheter, Infusionsnadeln und sonstige

Zuleitungen werden entfernt, Wunden werden verbunden. Die Augenlider werden geschlossen. Falls Sie nicht von alleine geschlossen bleiben, kann ein leicht angefeuchteter Tupfer etwa eine Stunde lang auf die Lider gelegt werden.

Die Hände können übereinander gelegt oder auch gefaltet werden, wenn das dem Glauben oder dem Wunsch des Verstorbenen entspricht. Trägt der Verstorbene Schmuck, so entscheiden Sie, welche Schmuckstücke er weiter tragen soll und welche Sie als Erinnerung aufbewahren möchten. Sie können Blumen in die Hände geben oder auf das Bett legen, Zeichen des Glaubens wie Kreuz oder Rosenkranz, gemalte Bilder von Kindern und Enkelkindern, Stofftiere, alles was dem Verstorbenen lieb war oder was Ihnen hilft, von ihm Abschied zu nehmen. Waren in der Zeit bis zum Tod medizinische und pflegerische Geräte notwendig, so können Sie diese jetzt forträumen. Diese Zeit ist abgeschlossen.

Besprechen Sie im Vorfeld, was Ihnen als Nahestehende möglich ist. Wer kann oder möchte das Waschen und Kleiden übernehmen? Welche Hilfe und Unterstützung benötigen Sie, um das auszuführen, was Ihrem oder dem Wunsch des Verstorbenen entspricht? Wer kann Sie unterstützen? Angehörige, Freunde, Bekannte, der ambulante Pflegedienst, Mitarbeiter eines Hospizdienstes, die/der Seelsorger/in der Gemeinde?

Abschied nehmen

Der Raum, in dem der Verstorbene liegt, kann jetzt eine der neuen Situation angepasste Gestaltung erhalten, zum Beispiel mit Kerzen, Blumen und Gegenständen, die ihr Angehöriger liebte oder die Ihnen beim Abschied nehmen helfen. Kinder können basteln oder Bilder malen, um sich von Oma, Opa, Vater, Mutter, Geschwistern zu verabschieden. Geben Sie Ihrer Trauer und dem Verlust durch Sprache Ausdruck. Haben Sie keine Scheu voreinander. Lieder, Gebete, Gedichte, Rituale, Geschichten aus dem gemeinsamen Leben, aber auch gemeinsames Schweigen können Trost bieten. Sie können Ihren verstorbenen Angehörigen berühren und streicheln. Zur Angst vor Leichengift besteht kein Grund. Vielleicht verspüren Sie den Wunsch, ein Foto zu machen. Scheuen Sie sich nicht, das zu tun oder jemanden darum zu bitten. Falls Sie das Foto dann später doch nicht wollen, können Sie es vernichten. Das Fotografieren dagegen lässt sich nicht nachholen. Ein Foto kann für Hinterbliebene wichtig werden, die zum Zeitpunkt des Todes den Verstorbenen nicht sehen konnten oder wollten, aber dies zu einem späteren Zeitpunkt vermissen. Es kann für ihren Trauerprozess notwendig werden.

Um Abschied zu nehmen, kann der Verstorbene bis zu 36 Stunden zu Hause bleiben und darf im Bett oder im Sarg offen aufgebahrt sein. Voraussetzung ist, dass ein eigener Raum da ist, der von niemanden zur selben Zeit als Schlaf- oder Arbeitsraum genutzt wird. Auch Bestattungsunternehmen bieten die Möglichkeit der Aufbahrung in eigenen Räumen. Im ländlichen Bereich erfolgt sie häufig bis zum Zeitpunkt der Beerdigung in der Leichenhalle des Friedhofs.

Auch bei plötzlichem Tod auf dem Weg ins Krankenhaus oder bei Tod im Krankenhaus besteht die Möglichkeit, Verstorbene nach Hause zu holen und dort Abschied zu nehmen. Dies kann gerade in Situationen des plötzlichen Verlustes eine wichtige Entscheidung sein, um den Trauerprozess zu beginnen.

In der Zeit der Aufbahrung zu Hause verändert sich der Leichnam. Es kann gut sein zu sehen, wie durch die Veränderung deutlich wird, dass der Angehörige tot ist, dass nur seine körperliche Hülle zurückbleibt, dass das, was seinen geistig-seelischen Teil ausmachte, nicht mehr da ist.

Bestattung

Verständigen und beauftragen Sie einen Bestatter Ihrer Wahl mit den Vorbereitungen und der Gestaltung der Beerdigung. An folgende Dinge muss gedacht werden:

- Aussuchen des Sarges
- Art der Bestattung: Erdbestattung, wenn Feuerbestattung: Urnenbeisetzung oder Seebestattung
- Entscheidung, ob bei einer Feuerbestattung eine Trauerfeier mit Sarg oder erst mit Urne stattfinden soll
- Gestaltung der Trauerfeier
- Kontakt mit Pfarrer oder Seelsorger/in
- Gestaltung der Trauerkarten
- Liste mit Namen von Angehörigen, Freunden, Bekannten, Arbeitskollegen, Nachbarn, die eine Benachrichtigung erhalten sollen
- Gegebenenfalls Annonce für die Zeitung
- Benachrichtigung an das zuständige Standesamt des Sterbeortes
- Anzahl der Sterbeurkunden beim Standesamt beantragen
- Benachrichtigung der Versicherungen

Sprechen Sie mit dem Bestatter, welche Behördengänge und Formalitäten er für sie erledigen soll. Alle Dienste des Bestatters werden in Rechnung gestellt.

Auch hier kann es sein, dass der Verstorbene seine Wünsche bezüglich seiner Beerdigung geäußert und Vorkehrung getroffen hat. Dies kann durch einen Vorvertrag mit dem Bestatter geschehen sein, oder er hat Nahestehende bevollmächtigt, in seinem Sinne zu handeln. Schwerer wird es für Hinterbliebene, deren Angehörige keine Vorstellungen zu ihrer Trauerfeier und Beerdigung mitgeteilt haben. Sie können jetzt nur nach bestem Wissen im Sinne des Verstorbenen die Vorbereitungen treffen.

Edeltraud Antonczyk

Die **Zeit der Trauer** nach dem Tod eines Angehörigen

Täglich nehmen wir Abschied:

von dem Tag und der Nacht, von Dingen, die wir gesammelt haben und von denen wir uns trennen müssen, weil der Platz nicht mehr ausreicht.

Wir sammeln neu, weil wir uns schlecht trennen können, weil wir glauben, wir brauchen dieses oder jenes noch oder einfach, weil es uns etwas bedeutet und schön für uns ist. Vieles gibt uns Geborgenheit und Sicherheit.

Es kommt der Tag, da gehen vielleicht unsere Kinder aus dem Haus. Wir wissen, das ist der richtige Weg, und wir kennen ihn seit der Geburt unserer Kinder, aber der Abschied macht uns traurig. Wir müssen unser Leben der neuen Situation anpassen, etwas Vertrautes rückt in die Ferne, geht verloren.

Ein Ortswechsel macht traurig, wir lassen Freunde und Angehörige zurück, trösten uns damit, sie besuchen zu können.

Irgendwann, mit dem Älterwerden vielleicht, stellen wir fest, dass wir nicht mehr so beweglich sind wie früher, dass uns Fähigkeiten verloren gehen. Auch das ist ein Abschied, der traurig macht.

Wie geht es uns da erst, wenn ein Familienmitglied unheilbar erkrankt, unausweichlich der endgültige Abschied vor der Tür steht.

Eigene Verlusterfahrungen haben mir deutlich gemacht, wie weit der Weg vom Verstand zum Herzen sein kann ...

Sigmund Freud beschreibt Trauer als innerpsychische Handlung des Selbst, als ambivalente Reaktion auf den Verlust eines geliebten Menschen oder anderer gefühlsbesetzter Objekte, als Hin- und Hergerissensein zwischen realistischer Wahrnehmung des Verlustes und dem Widerstand dagegen.

Der Verlust an den Tod ist unwiederbringlich und somit unvergleichbar mit anderen Abschieden.

Je nach emotionaler Bindung, ob Erwachsener oder Kind, je nach Biografie und Eingebundensein in das Leben Verstorbener bei der Pflege und Begleitung in den letzten Wochen und Tagen und je nachdem, welche Bilder der Krankheit und des Sterbens sich dem Hinterbliebenen eingeprägt haben: Jeder Mensch wird Trauer unterschiedlich spüren, leben und verarbeiten. Verlusterfahrungen aus der Vergangenheit spielen ebenfalls eine Rolle.

Die Gefühle fahren »Achterbahn«. Ungläubigkeit und Schockiertsein wechseln ab mit Erleichterung darüber, dass der/die Liebste nun nicht mehr leiden muss. Klares Denken fällt schwer, Entscheidungen möchte man am liebsten anderen überlassen.

Erforderliche Aktivitäten wie das Organisieren der Beerdigung und Trauergäste einladen sind Schritte des Begreifens der Realität. Die Beerdigung und die Teilnahme vieler Trauergäste zeigen die Wertschätzung des Verstorbenen, ebenso die der hinterbliebenen Familienmitglieder. Solidarität wird am Grab noch einmal deutlich spürbar.

Wenn nach dem Begräbnis alle Formalitäten erledigt sind, setzt Ruhe ein. Körper und Seele haben Zeit auszuruhen, die Trauer nimmt sich Raum. Der Mythos, dass Trauerarbeit ein Jahr brauche, ist längst überholt. Auch kann man niemandem vorschreiben, wie er zu trauern hat.

Ein Familienfest oder andere Gelegenheiten wie Weihnachten und Gedenktage werden Ihnen vielleicht die Lücke besonders deutlich bewusst machen. Lassen Sie Ihre Trauer zu! Weinen Sie, wenn Ihnen danach ist. Suchen Sie sich Zuhörer, wenn Sie sprechen möchten, auch das wird Ihnen gut tun. Muten Sie sich anderen Menschen zu. Es gibt sicher einige Menschen, die sich in der

Zeit der Krankheit nicht einbringen konnten, die aber jetzt gerne für Sie da sind.

Vielleicht wandeln Sie auf den Spuren der Vergangenheit, machen eine Reise an die gemeinsamen Orte, allein oder mit einer Person, die mit Ihnen fühlt und Sie versteht?

Wenn Sie auch nach einer langen Zeit des Abschieds und einer wieder glücklichen Zeit trotzdem sehr traurig werden und der/die Verstorbene Ihnen sehr fehlt, kann und darf das durchaus so sein. Hier ist Geduld mit sich selbst eine wichtige und wohltuende Tugend, die wir in solch einer Situation lernen und einüben dürfen.

Plagen Sie Zweifel, weil Kollegen, Freunde oder Familienmitglieder meinen, Ihre Trauer sei »nicht normal« und Sie Gewissheit für sich möchten, können Sie sich an Beratungsstellen wenden, zum Beispiel in Hospizen. Vielleicht interessiert Sie auch ein Buch zu diesem Thema. Im Anhang finden Sie eine kleine Auswahl von Büchern und Heften.

Manchmal ist es kaum wahrnehmbar und nicht bewusst, dass nicht mehr so oft an die Verstorbenen gedacht wird. Es werden Möbel gerückt oder ein Umzug organisiert, andere Menschen treten in das Leben, nehmen Raum, sind uns wichtig – ein Schritt zum Neuanfang ist geschafft, und das ist gut so.

Auch schwere Zeiten möchten wir nicht missen, denn sie tragen zu unserer Entwicklung und Reife bei. Die Menschen, die sich verabschieden mussten, haben uns an die Hand genommen, vielleicht unsere Tränen getrocknet und uns getröstet. Sie machten uns stark, sie waren ein Gewinn, weil wir vielleicht dem nächsten Abschied vorbereiteter entgegengehen oder eines anderen Menschen Begleiter sein können. Die Erinnerung macht uns zufrieden und stolz darauf, eine besondere Zeit des Lebens gemeinsam gegangen zu sein.

Wir wünschen Ihnen, dass Sie Ihre Zeit der Pflege, Begleitung und des Abschieds so erleben können und sich gerne daran erinnern.

Nützliche Adressen

Bundesministerium für Gesundheit und Soziale Sicherung
– Deutsche Vertriebsgesellschaft für Publikationen und Filme mbH
Birkenmaarstraße 8

53340 Meckenheim

Tel.: 0 22 25 / 92 61 44
Fax: 0 22 25 / 926-118
E-Mail: dvg@dsb.net

Deutsche-AIDS-Stiftung Bonn
– Stiftung des bürgerlichen Rechts
Markt 26

53111 Bonn

Tel.: 02 28 / 60 46 90
Fax: 02 28 / 60 46 999
E-Mail: info@aids-stiftung.de

Deutsche Krebshilfe e. V.
Thomas-Mann-Straße 40

53111 Bonn

Tel.: 02 28 /7 29 90-0
Fax: 02 28 / 7 29 90-11
E-Mail: deutsche@Krebshilfe.de

Infodienst:
Mo-Do 9.00-16.00 Uhr
Fr 9.00-15.00 Uhr

Verwendete Literatur:

Aulbert, Eberhard / Zech, Detlev: Lehrbuch der Palliativmedizin. Stuttgart 2000

Grond, Erich: Praxis der psychischen Altenpflege. Reed Elsevier 2001

Husebø, S. / Klaschik, E.: Pallitiativmedizin. Berlin 2000 (2.)

Kern, Martina: Palliativpflege. Richtlinien und Pflegestandards. Bonn 2000

Klaschik E. / Nauck, F.: Medikamentöse Schmerzbehandlung bei Tumorpatienten. Bonn 1999

Lamp, Ida: Trauer erschließen in Systemen. Düsseldorf 2002

Scripte der Palliative Care Ausbildung nach dem Curriculum Bonn

Thomm, Monika: Schmerzpatienten in der Pflege. Stuttgart 2001

Voss-Eiser, Mechthild: Noch einmal sprechen von der Wärme des Lebens. Texte aus der Erfahrung von Trauernden. Freiburg 2001

BAG Hospiz: Schmerzpatienten zu Hause pflegen. (Tel. 02428 / 80 29 37, bag.hospiz@hospiz.net, www.hospiz.net)

Chronischer Schmerz (Bundesministerium für Bildung und Forschung) Berlin 2002

Buchempfehlungen

Aßmann, Christa: Pflegeleitfaden – Alternative und komplementäre Methoden. Urban & Fischer, München 1996

Bienstein, Christel / Fröhlich, Andreas: Basale Stimulation in der Pflege. Pflegerische Möglichkeiten zur Förderung wahrnehmungsbeeinträchtiger Menschen. Verlag Selbstbestimmtes Leben, Düsseldorf 2000 (13.)

Duda, Deborah: Für Dich da sein, wenn Du stirbst. Vorschläge zur Betreuung. Hugendubel, München 1997

Herrmann, Monika: Pflegefall – und dann? Ein praktischer Ratgeber. Gütersloher Verlagshaus, Gütersloh 2000

Jury, Mark / Jury, Dan: Gramp – Ein Mann altert und stirbt. Die Begegnung einer Familie mit der Wirklichkeit des Todes. Dietz, Bonn 1991 (4.)

Lamp, Ida: Abschied – Trauer – Neubeginn. Erfahrungen mit Tod und Trauer. Begleitung auf dem Trauerweg. Butzon & Bercker, Kavalaer 1997

Lamp, Ida: Hospiz-Arbeit konkret. Gütersloher Verlagshaus, Gütersloh 2001

Müller, Monika / Schnegg, Matthias: Unwiederbringlich – Vom Sinn der Trauer. Hilfen bei Verlust und Tod. Herder, Freiburg 2001

Neysters, Peter / Schmitt, Karl-Heinz: Denn sie werden getröstet werden. Kösel, München1993

Kübler-Ross, Elisabeth: Was können wir noch tun? Antworten auf Fragen nach Sterben und Tod. Gütersloher Verlagshaus, Gütersloh 1987

Kübler-Ross, Elisabeth: Über den Tod und das Leben danach. Silberschnur Verlag, Güllesheim 1989 (10.)

Tausch-Flammer, Daniela / Bickel, Liz: Spiritualität in der Sterbebegleitung. Wege und Erfahrungen. Herder, Freiburg 1999

Thomas, Carmen: Berührungsängste? Vom Umgang mit der Leiche. Vgs Verlagsgesellschaft, Köln 1994

Voss-Eiser, Mechthild: Noch einmal sprechen von der Wärme des Lebens. Texte aus der Erfahrung von Trauernden. Herder, Freiburg 2001

Bücher für Kinder:

Moritz, Andrea / Gerke, Sabine: Tod und Sterben – Kindern erklärt. Gütersloher Verlagshaus, Gütersloh 2001

Piumini, Roberto / Buchholz, Quint: Matti und der Großvater. Hanser C., München 1994

Sommer-Bodenburg, Angela / Khing, The Tjong: Julia bei den Lebenslichtern. Bertelmann, München 1989

Stalfelt, Pernilla: Und was kommt dann? Das Kinderbuch vom Tod. Moritz, Frankfurt 2002 (4.)

Varley, Susan: Leb wohl, lieber Dachs. Betz A., Wien 1984

Broschüren:

Broschüren der Deutschen Krebshilfe e. V.: Wegweiser zu Sozialleistungen (29), Thomas-Mann-Str. 40, 53111 Bonn, Tel. 0228 / 72 99 00

Die letzten Wochen und Tage – Eine Hilfe zur Begleitung. Diakonisches Werk der EKD, Zentraler Vertrieb, Karlsruher Str. 11, 70771 Leinfelden-Echterdingen, Tel. 0711 / 902 16 50, Fax 0711 / 797 75 02

Die Zeit der Trauer – Eine Hilfe für Trauernde. Diakonisches Werk der EKD, s. o.

Hospizbewegung und Sterbebegleitung – Konzepte und Leitsätze. Broschüre des Ministeriums F, J, F und G des Landes NRW

Patientenrecht in Deutschland heute. Broschüre des Ministeriums für Frauen, Jugend, Familien und Gesundheit des Landes NRW

Pflegeversicherung (Broschüre des Bundesministeriums für Gesundheit)